国家级名老中西医结合专家
高利教授谈现代保健养生丛书

黄帝内经

教你学养生

主　编　高　利
副主编　徐　敏　黄礼媛
编　委　宋珏娴　林晓兰　魏翠柏　李　宁　庄　伟
　　　　王宁群　罗玉敏　范丽梅　常　虹　王平平
　　　　刘　倩　郭景仙　张　鹏　陈　菲

中国中医药出版社
·北京·

图书在版编目（CIP）数据

黄帝内经教你学养生 / 高利主编 . —北京：中国中医药出版社，2015.7
（国家级名老中西医结合专家高利教授谈现代保健养生丛书）
ISBN 978-7-5132-2611-0

Ⅰ. ①黄… Ⅱ. ①高… Ⅲ. ①《内经》－养生（中医）Ⅳ. ①R221

中国版本图书馆 CIP 数据核字（2015）第 129845 号

中 国 中 医 药 出 版 社 出 版
北京市朝阳区北三环东路 28 号易亨大厦 16 层
邮政编码 100013
传真 010 64405750
三河西华印务有限公司印刷
各地新华书店经销

*

开本 710×1000 1/16 印张 12.5 字数 153 千字
2015 年 7 月第 1 版 2015 年 7 月第 1 次印刷
书 号 ISBN 978-7-5132-2611-0

*

定价 35.00 元

网址 www.cptcm.com

内容提要

　　本书从《黄帝内经》出发，从各个方面教给人们养生的方法。全书分为两篇，上篇以《黄帝内经》的学术思想为主旨，适当引用古代医家及养生家的学术观点为佐证，对养生理论及方法进行了较为全面的阐述；下篇从衣、食、住、行等角度结合当今社会人群现状分别进行讲解，力求通俗易懂，使读者能够尊重现实，借鉴古训，掌握方法，达到保健养生之目的。

前　言

　　如何才能健康？怎样才能长寿？自古至今，养生保健一直是人类一个永恒不变的话题。特别是现在，随着科学技术的高速发展，威胁人类健康的因素也在不断增加。人口的不断增长，自然资源不断被大量开采，人类在生产、生活过程中的不科学、不文明行为等因素导致环境质量急速下降，使得很多城市的天空不管晴天、阴天总是雾蒙蒙的一片，"蓝蓝的天上白云飘"仿佛成了在梦中才能看见的美丽画卷，生活在这样的自然环境中，人类的健康又从何而来呢？

　　再者，随着科技的高速发展，人们的生活节奏日益加快，很多人都在超负荷地透支自己的精力和体力。工作负担过于沉重，兼职过多形成角色冲突，事业上竞争过于激烈，人际关系过于复杂等，这些因素都无情地损害着人类的健康。可以说，尽管有史以来人们追求"寿而康"的脚步从未停止过，但人类在创造物质文明的同时，却也在不知不觉中摧毁着人类自身的健康。

　　值得我们庆幸的是，现在越来越多的人认识到了这一点，并开始为维护机体健康而不懈努力。在纷繁忙碌的现代社会中，伴随着"渴望健康，渴望长寿"的愿望越来越迫切，回归自然的呼声也日渐强烈，人们又开始把目光投向我国自古就有的医疗宝库——中医学，并从中获益匪浅。

　　《黄帝内经》是我国现存医学文献中最早的一部典籍，它不仅是一部伟大的医学巨著，同时也是一部光辉的养生学、康复学著作。因为它全面地反映、吸取了秦汉以前的养生学、康复学成就，对于中医养生学、康复学的有关理论、原则和方法，进行了比较全面而系统的论述。

　　《素问·上古天真论》即论述了人的寿命长短不在于"时世之异"，而在于个人是否善于养生，并且把养生的典范分为四个档次：上古真人，中古至人，后世的圣人和贤人，并详尽论述了养生以祛病延年的重要意义。

　　再如《灵枢·本神》曰："故智者之养生也，必顺四时而适寒暑，和喜怒而安居处，节阴阳而调刚柔，如是则僻邪不至，长生久视。"这些精辟的论述既是中医学宝贵遗产的重要组成部分，又能对当今人类进一步探求健康长寿起到现实指导作用。

本书分上、下两篇，上篇以《黄帝内经》的学术思想为主旨，适当引用古代医家及养生家的学术观点为佐证，从养生理论及方法等方面进行了较为全面的阐述；下篇从衣、食、住、行等角度结合当今社会人群现状分别进行讲解，力求通俗易懂，使读者能够尊重现实，借鉴古训，掌握方法，达到保健养生之目的。

编者

2015年5月

目录

下篇　衣食住行

第四章　饮食与养生/43

[上篇]

基本理论

第一章
养生与健康长寿

余闻上古之人，春秋皆度百岁而动作不衰；今时之人，年半百而动作皆衰者，时世异耶？人将失之耶？岐伯对曰：上古之人，其知道者，法于阴阳，和于术数，食饮有节，起居有常，不妄作劳，故能形与神俱，而尽终其天年，度百岁乃去。今时之人不然也，以酒为浆，以妄为常，醉以入房，以欲竭其精，以耗散其真，不知持满，不时御神，务快其心，逆于生乐，起居无节，故半百而衰也。

这是《黄帝内经》中一段关于养生与长寿关系的讨论，意思是说："我听说上古时代的圣贤人，年纪活到了100多岁，而形体、动作不显得衰老；但现在的一些人，往往不到50岁，形体就衰老了，是时代不同了吗？人们就早早失去生命了吗？"岐伯回答说："上古时代那些懂得养生之道的人，能够取法于自然界阴阳变化的规律，运用各种养生方法，调摄精神，锻炼身体，能够节制饮食，日常生活遵循一定的规律，不过分地操劳，精神与形体能够保持协调一致，因此能享尽其生命年限，活到百岁才离世。现在的人不是这样，他们把酒当作一般饮料，嗜酒无度，把不正常的当作正常的，酒醉后肆行房事，耗散精气使其枯竭，不懂得保持精气充满，不善于统摄自己的精神……所以五十来岁就衰老了。"

生长壮老本来是生命的必然过程，人自有天年之限，因此生理性衰老不可避免，但可以通过养生活动保持身心和谐、躯体与机能和谐，预防早衰，即病理性衰老，这也是现代提出的亚健康状态这一概念的理论基础。"上古之人"，由于遵循养生的法则，故人至老年虽然形神皆不及少壮，但仍可以维持相应水平，生活自理，精神不败，度百岁乃去；而"今时之人"违背了养生法则，则半百而衰，不能尽终其天年。这段对话通过古今寿命的鲜明对比，说明了养生对于延缓衰老、保持健康的重要性。

何谓养生？养生一词，原出《管子》。早在茹毛饮血、钻木取火的原始社会，我们的祖先为了生存繁衍，在与大自然搏斗的漫长岁月里，从劳动与生活的实践中，逐渐摸索认识到人体生命活动的一些规律，学会了一些防病保健的知识和方法，并相互传授。发展到后来，人们把这种自觉的保健延年活动叫作养生。以后，人们又将这种保健延年活动加以理论上的归纳，称之为养生之道。经过长期的运用和不断充实，后人将偏于养生保健方面的发展为养性、摄生、道生、保生等；把侧重于老年延年益寿方面的又衍生出寿老、寿亲、养老、寿世等。这样就基本反映了养生的主要轮廓。因此，所谓养生，实际就是保养生命，以达长寿之意。

养生有广义和狭义之分、古义和今义之别。古人以"摄养身心，以期保健延年"（《辞源》）为之养生，这是古义的养生，也是狭义养生。而广义的养生，是指现代养生学中养心、养性、摄生、道生、卫生、保生、保健、防病、寿老、寿亲、寿世等防病于未然、养病复康，使人身轻体强、耳聪目明、益智明心，并能陶冶性情、身心康乐、延年益寿诸方法之总称。养生的目的是达到"康""乐""寿"的境地，因此，凡令人健康、快乐、长寿的理论和方法均谓之养生。

养生包括养生之道与养生之术，很多人把二者等同起来，其实不然。中医将养生的理论（即要达到康、乐、寿之境地所必须遵循的养生原则）称为"养生之道"，而将养生的方法（即为了实现康、乐、寿的目的所采取的具体手段）称为"养生之术"。 养生之道，基本概括了几千年来医药、饮食、宗教、民俗、武术等文化方面的养生理论，是养生活动进行的前提。而"养生之术"则是在养生之道指导下的具体实施办法。这种"道"与"术"相结合的养生既是中华民族古老的、内容丰富的、优秀的文化瑰宝，又是一门当今人类急需的、急待发展的学问和实践活动。

根据《国语》和《史记》记载，彭祖是我国最长寿的老人，其养生之术为我们提供了很多的启示。第一，他十分重视运动锻炼，坚持每天清晨练功。他的健身方法，被后人概括为"导引法"，至今仍被人们用以强身祛病。第二，注意保持良好的生活习惯。在生活中，彭祖坚持顺乎自然的信条，他认为，长寿的关键在于不伤身体。比如顺应四季节气的变化，冬天注意保暖，夏季时常纳凉，另外要劳逸结合，心情舒畅，用脑适度。第三，创造和谐的夫妻生活。彭祖认为，禁欲是违反自然规律和人性的，对身心健康有害无益。男女相需好比天地相合，而和谐有节的夫妻生活能够增加人的精神活力。他同时还指出当人们酒醉、饭饱、忧悲恐惧、喜怒失常时不该同房。只要懂得了这些道理，就能"避众伤之事"，延年益寿。他的这些观点，与《黄帝内经》中的某些养生原则桴鼓相应。

注重养生固然很好，但科学观念也必不可少。特别是经济腾飞的今天，一些商家抓住人们渴望健康、追求长寿的心理特征，在营养品、保健品、保健药等方面大做文章。现在随便你什么时候打开收音机都会发现：以往丰富多彩的电台节目少了，取而代之的是某某专家或某某大夫在电台做健康咨询，推荐某某药物或某某治疗仪。与此同时，电视中的保健品广告铺天盖地，商场超市中各种营养品琳琅满目，使很多想养生保健的老年人莫衷一是。

网上有这样一位"养生"的人：凡是电视中广告推荐的健心肺、强肝脾、活筋骨、延年寿之类的新药、营养品，他都用心记下，然后买来服用。然而一段时间过去以后，非但没有如广告中所称的"去岁花甲，今年五八"的情况出现，相反，倒还住了一次医院。这种所谓的"养生"只能属于盲目养生、乱养生、非科学养生，根本谈不上养生有道，其结果必然是与期望的目标背道而驰。

再举一个例子：一位记者去采访新疆天山地区的一位年高110岁的寿星时，问到他的养生之道。这位高龄老人只淡淡地说了三个字："不养生"。老人所说的"不养生"，并不是排斥养生之道，而是对养生之道的豁达领悟。他懂得顺应自然，不人为地、机械地用外力手段去追求生命的延续，不刻意地去"养生"，这样从起居饮食的调理，到日常情趣的培养，从适时适力的运动，到有害、不良嗜好的戒除等，都能做到顺其自然，恰到好处。再加上他生活的天山地区自然环境没有受到人为污染和破坏，空气干净清新。如此来看，其所谓的"不养生"岂不恰恰是最好的养生？

因此，我们要理解养生之道中"道"的确切内涵。"道"可以理解为道理、原则，但必须是科学的道理、原则才可真正称之为有"道"。明白这一点，才能指导我们正确的养生保健。

总之，健康长寿既是人们的愿望，也是当今时代的需要。但是，它不是靠一朝一夕、一功一法的摄养就能实现的。只有按照人类生命发展的客观规律，顺应自然，切实掌握养生的具体方法，针对人体的各个方面，采取多种健身措施，持之以恒地进行调摄，才能达到目的。在人类的发展史中，无数人都在追求"享尽天年，度百岁乃去"的梦想，古今中外，概莫能外。特别是老年人都希望自己有一个健康的身体，以保证自己晚年的生活质量。现在，养生保健已经成为举世瞩目的焦点问题。联合国秘书长科菲·安南曾在1998年国际老年人年启动仪式上讲话指出："生命已不再像是短暂的冲刺，而更像是马拉松。马拉松选手会告诉我们，要完成这项比赛就要保持健康的生活方式，要坚持训练，同时还应有顽强的毅力。要长寿就需要我们有同样的精神。"为了健康，为了长寿，我们还有什么理由不加入这场与时间的赛跑中呢？

附：健康老年人标准

据医学专家介绍，1982年中华医学会老年医学分会曾制定了我国健康老年人的标准，1995年依据医学模式从生物医学模式向社会－心理－生物医学模式转变的要求，又对这一标准进行了补充修订。具体标准如下：

1．躯干无明显畸形，无明显驼背等不良体型，骨关节活动基本正常。

2．神经系统无病变，如偏瘫、老年痴呆及其他神经系统疾病，系统检查基本正常。

3．心脏基本正常，无高血压、冠心病（心绞痛、冠状动脉供血不足、陈旧性心肌梗死等）及其他器质性心脏病。

4．无明显肺部疾病，无明显肺功能不全。

5．无肝、肾疾病，无内分泌代谢疾病、恶性肿瘤及影响生活功能的严重器质性疾病。

6．有一定的视听功能。

7．无精神障碍，性格健全，情绪稳定。

8．能恰当地对待家庭和社会人际关系。

9．能适应环境，具有一定的社会交往能力。

10．具有一定的学习、记忆能力。

第二章
《黄帝内经》中的养生观

　　《黄帝内经》中的养生理论是我国劳动人民和历代医家在长期的生产、生活及与疾病做斗争的社会实践中逐步发展起来的，它是人类丰富经验的总结，有效地指导着我国人民的健康保健事业。

　　在这部著作中，外避虚邪贼风、内养心神、调和阴阳是其养生论的核心；顺应四时、节饮食、调情志、适劳逸是其倡导的主要养生手段；而使心安神定，真气内守，"阴平阳秘"，脏腑功能正常，"骨正筋柔，气血以流"，机体抗邪有力，则是中医养生观要达到的目的。概括起来《黄帝内经》中的养生观点主要有五方面：整体观、精气观、动静观、防治观、食疗观。

❀　整体观

　　所谓整体观念，即是《黄帝内经》对于人体本身的统一性、完整性，以及对人与自然相互关系的整体认识。概括地说，就是认为人体与外界环境是一个统一的有机整体，而人体本身则又是这一巨大体系的缩影（即人身小天地），也是一个统一的有机整体。如《素问·生气通天论》认为生命之气通于天，人与自然是一个整体，人体脏腑、经络及精气神的活动相互协调，也是一个整体，从而构成有序的生命活动及其过程。

（一）人与自然界的统一关系

自然环境中存在着人类赖以生存的必要条件，如《素问·宝命全形论》说："人以天地之气生，四时之法成。"这里的"天""地"即是指自然界而言。其次，由于人生活在自然界之中，自然界的变化必然直接或间接地影响着人体，而人体又通过各种感觉器官感受这些影响，并在生理、病理等方面发生相应的反应。如《灵枢·邪客》说："人与天地相应也。"《灵枢·岁露》亦说："人与天地相参也，与日月相应也。"这些都说明人的生命活动规律与自然界的变化是息息相关的。

中医学理论认为，天有三阴三阳、六气和五行的变化，人体也有三阴三阳、六气和五行的运动。天地之间阴阳、六气、五行的变化，可以产生各种不同的气候，在不同的气候下，人体五脏也会发生阴阳、五行的变化，进而产生怒喜思悲恐五志。因此，自然界阴阳五行的运动，与人体五脏六经之气的运动是相通相应的，这就是"天人一理"的"天人一体"观。

1. 季节气候对人体的影响

一年四季的气候各不相同。春温、夏热、秋凉、冬寒，这是一年四季中气候变化的一般规律。人体在四季气候的规律性影响下，也以不同的生理功能来适应。如春夏阳气升发在外，气血容易浮于体表，故皮肤松弛，腠理开泄，人体就以出汗散热来调节。秋冬阳气收敛内藏，气血闭于内，故皮肤致密，出汗减少，体内必须排出的水液就从小便排出。在病理上人体也同样受自然界气候变化的影响。当气候变化过于剧烈，超过了机体调节功能的正常限度，或由于机体本身不够健全，不能与外在的变化相适应时，就会产生疾病。如春天多温病，夏天多热病，秋天多燥病，冬天多伤寒。此外，临床上某些疾病如痹证、哮喘之类，也往往在气候急剧变化之际或节气交替时病情复发或加重。

2．昼夜晨昏对人体的影响

《素问》说："平旦人气生，日中而阳气隆，日西阳气虚，气门乃闭。"概括说明了人体内阳气的昼夜波动情况。这与现代生理学研究所揭示的体温日波动曲线吻合，说明人体功能会随着昼夜的寒温变化出现节律性的改变。昼夜晨昏的变化，同样对疾病有一定的影响。如《灵枢》指出："夫百病者，多以旦慧，昼安，夕加，夜甚。"意思是说一些疾病多在清晨、上午比较轻微，从下午起逐渐加重，到了夜晚更重。这是由于随着昼夜阴阳之变化，人体正气也有消长的缘故。

3．地区方域对人体的影响

气候的差异、地理环境和生活习惯的不同在一定程度上也影响着人体的体质特征并进一步影响其生理活动。如江南多湿热，人体腠理多疏松；北方多燥寒，人体腠理多致密。长期生活在某一种环境中的人，机体已与当地自然环境相互适应，一旦易地而处，环境突然改变，初期多会感到不太适应，出现我们常说的"水土不服"。但经过一定时间，逐渐地适应了新环境，这些身体的不适也就自然消除了。生活在不同的地理环境条件下，机体在病理上也有不同的变化，特别是某些地方性疾病，更是与地理环境有密切关系。如处于低洼潮湿之地的人，多发生关节疼痛或痿弱不能行走等病；居住在高山上的人，多出现瘿病（大脖子病）；住在湖区水边多见蛊虫病等。

此外，许多地方病还与当地生活习俗密切相关。所以因时制宜、因地制宜、因人制宜也就成为中医治疗学上的重要原则。此外，地势高低对人体健康与长寿也有影响。《黄帝内经》指出："高者其气寿，低者其气夭。"说明住处地势高的人多长寿，而地势低的人多早夭。我国人口普查也表明，在高寒山区的新疆、西藏、青海，无论是人群中百岁老人的比例还是老年人口的长寿水平，都要高于国内其他地区。为何地理环境不同，寿命长短不一呢？因为地区不同，水土不同，水土与水质对食物构成成分及其对人体营养的影响就不同。同时，气象条件的差异对人体健康的影响也不一样。在寒冷的环境中，细胞代谢活动减慢，人类的生长期延长，衰老过程推迟。

（二）人身一体观念

机体整体统一性的形成，是以五脏为中心，配以六腑，通过经络系统"内属于脏腑，外络于肢节"的作用而实现的。也就是说人体以五脏为中心，通过经络系统，把六腑、五体、五官、九窍、四肢百骸等全身组织器官联系成有机的整体，并通过精、气、血、津液的作用，来完成机体统一的机能活动。可见，五脏是代表着整个人体的五个系统，人体的所有组织器官都可以包括在这五个系统之中。这种五脏一体观充分反映了人体内部器官是相互关联的，而不是孤立的，人体是一个统一的有机整体。

人体的正常生理活动一方面要靠各个脏腑组织发挥自己的功能，另一方面则又要靠脏腑间的相互协同和相互制约作用，才能维持其生理活动的平衡。因此每个脏腑组织有各自不同的功能，同时又有整体活动下的分工合作，这是人体局部与整体的统一性。如心在五行属火，肝属木，肺属金。三者都有自己的生理功能：心主血，肝藏血，肺主气。他们之间不是孤立的，而是在生理、病理上密切相关的：肝木可以生养心火，肺金则可以制约肝木。又如关于饮食水谷的受纳、消化、吸收、转输和排泄的整个过程，就是通过胃、胆、小肠、脾、肝、大肠等脏腑的分工合作、协调作用而完成的。

精气观

古人认为精气乃是天地之精华，是来源于天地间的灵气，天地之精气相合，才会产生人。精气禀受于先天，与生俱来，是形成胚胎发育的原始物质，如果没有精气就没有生命。所以中医学认为精气是生命的本原物质。《素问·金匮真言论》曰："夫精者，身之本也。"

人的生成必从精始，由精而后生成身形五脏、皮肉筋骨脉等。精气的盛衰决定着人体的生长与衰老过程，同时也是身体抵御邪风疾病的基础，所以对于男女的情欲必须慎重，切勿放纵贪恋，必须合理地生活，使自己的精气充足，疾病才难以入侵。

精气是维持人体生命机能必不可少的，故中医养生学认为，养生之真谛就在于保养精气。

动静观

我们的祖先很早就认识到宇宙万物，特别是人类的生命活动具有运动的特征，因而积极提倡运动保健。"流水不腐，户枢不蠹，动也。形气亦然，形不动则精不流，精不流则气郁。"这里用流水和户枢为例，说明了运动的益处，并从形、气的关系上，明确指出了运动则身体健康，不动则身体衰弱的道理。《黄帝内经》也很重视运动养生，提倡"形劳而不倦"，反对久坐、久卧，强调应"和于术数"。所谓"术数"，据王冰注，"术数者，保生之大伦"，即指各种养生之道，也包括各种锻炼身体的方法在内。但运动要有一定的限度，"养生之道，常欲小劳，但莫大疲及强所不能堪耳"，不能"饱食即卧"而是"食毕当行步踌躇，每食讫以手摩面及腹，令津液通流"，这样有助于消化，可达到祛除百病的目的。孙思邈说"能动能静，能以长生"。主张形神兼顾，按四时的不同，养形调神。比如春天"夜卧早起，广步于庭"；夏天"夜卧早起，无厌于日"；秋天"早卧早起，与鸡俱兴"；冬天"早卧晚起，必待阳光"。

防治观

《黄帝内经》中提出未病先防，有这样一句话，圣人不治已之病，治未之病。就是说一个高明的医生，不能只治疗已经发生的疾病，而更重要的是在未病之前采取一些预防保健措施。等到疾病已经形成，才去用药治疗，这就好比渴了才掘井，打仗时才制造兵器一样，岂不太晚了吗？这段话的中心思想就是告诉人们预防的重要性，而身体的预防就是在平时的日常生活中注意自己的生活习惯，从细小的点点滴滴做起，凡事要有所节制，正所谓人无远虑，必有近忧。

中医认为疾病的发生，一是外感，以六淫之邪为主；一是内伤，以七情为主。所以提出相应的养生要求：一要预防外邪侵袭，即所谓"虚邪贼风，避之有时"；二要避免精神刺激，即所谓"恬淡虚无，真气从之"。前者为"治外之道"，后者是"治内之道"，体现了内外结合的疾病预防观。

食疗观

民以食为天，每个人为了生存，每一天都要进食，这是生理的需要，故古人十分重视维护后天脾胃这一根本，并把它作为养生的重要内容。用现代通俗讲法来表达，就是人靠吃饭活着，饮食的目的是为了养生保健。

《黄帝内经》提出："五谷为养，五菜为充，五畜为助，五果为益。"几千年来，中国人依照这一营养方案，以素食、五谷为主，以荤食为辅，同时反对偏食，而长期得益。实践证明，《黄帝内经》定出的饮食结构是正确的、合理的。

《黄帝内经》提出"食饮有节"的主张，也是我国传统养生学的一个重要观点。饮食有节，不但肉食要有节制，就是粮食和一般食物和饮料，也不能暴饮暴食。《黄帝内经》还运用阴阳的概念和物性相反相成的规律，来处理食物与人体健康的关系问题。例如，提倡"食饮有节"，但又认为只要"适腹"，偶然多吃一点也无妨；冬天可以适当增加肉食，增加营养物质，也是必要的；又如，饮食时要保持良好的心理状态，不急不躁，不怒不忧；饮食环境冬宜温暖之室，春宜柳堂花榭，夏宜临水依竹，秋宜晴窗高阁，以使神清气爽，更好地食以养生。这些都明显地反映出我国古代先民饮食养生的饮食观。

第三章
《黄帝内经》中的养生之道

顺应自然

　　这是在天人相应的整体观指导下的一条重要的养生原则。《黄帝内经》的问世，科学地奠定了人与自然的关系。它认为生命是自然界发展到一定阶段的必然产物，天地是生命起源的基地。有了天地，然后"天覆地载，万物方生"。《素问·阴阳应象大论》曰："天地者，万物之上下也。"《素问·宝命全形论》曰："人以天地之气生，四时之法成。"这些论述是对人与自然关系的高度概括，非常清楚地阐明了人类与自然界的一切事物之间都是相互影响、相互关联、相互依存的，而不是孤立存在的。人体要依靠天地之气提供的物质条件才能获得生存，同时还要适应四时阴阳的变化规律，才能发育成长。这与现代认为，生命产生的条件正是天地间物质与能量相互作用的结果的看法，是基本一致的。人类需要摄取饮食、呼吸空气与大自然进行物质交换，从而维持正常的新陈代谢活动。正如《素问·六节藏象论》里说的："天食人以五气，地食人以五味。"同样，自然环境的异常可影响人的生理活动而导致疾病发生。中医的养生理论就是建立在这种人与自然相应的思想基础之上的，所以《黄帝内经》中养生学、康复学的根本出发点在于"顺应自然"。

《素问·四气调神大论》提出了"春夏养阳，秋冬养阴"的顺四时养生方法，从而开辟了中医防病养生的先河。"四时"就是每年的春、夏、秋、冬这四个季节。四个季节里气候各有特点：春温春生，夏热夏长，秋凉秋收，冬寒冬藏。但四季又是一个不可分割的整体，是一个连续变化的过程。因为有了春温而生，才可能有夏热之长，秋凉之收以及冬寒之藏。没有生长，就无所谓收藏，也就没有第二年的再生长。正因为有了寒热温凉、生长收藏的消长进退变化，才有了生命的正常发育和成长。顺四时养生的关键是顺应四时阴阳的变化规律保养生命，维护机体健康。那么何谓四时阴阳？"四时阴阳"实际上是指一年四季寒热温凉的变化，是由于一年中阴阳之气消长所形成的，故称"四时阴阳"。例如，冬至一阳生，由春至夏是阳长阴消的过程，所以有春之温，夏之热；夏至一阴生，由秋至冬是阴长阳消的过程，所以有秋之凉，冬之寒。由于四时阴阳消长的变化，所以有春生、夏长、秋收、冬藏的生物发展生长的规律，因而四时阴阳是万物的根本。

一年四季气候消长进退变化中产生出来风、寒、暑、湿、燥、火六种气候，称为"六气"。它们虽然各有特点，但又是互相调节的，因为有了这六种正常的气候变化，才有一年温、热、凉、寒和生长收藏的阴阳变化，所以自然界的气候可以互相调节，以利万物的生长发育，并使整个自然界气候形成一个有机的整体。这一整体是在不断运动变化的，是有规律的，遵循和利用这个规律，维持阴阳动态平衡，对人类有益，破坏这个平衡，则会"灾害至矣"。正如唐代医家王冰称："不顺四时之和，数犯八风之害，与道相失，则天真之气，未期久远而致灭亡。"

春、夏、秋、冬四季和风、寒、暑、湿、燥、火六气是万物生长的根本，人们在生活实践中效法自然界寒来暑往的阴阳变化规律，主动顺应四时气候的变化，积极采取预防措施，"动作以避寒，阴居以避暑"，春三月"夜卧早起……以使志生"，夏三月"夜卧早起，无厌于日……使气得泄"，秋三月，"早卧早起，与鸡俱兴"，从而增强正气，防止六淫之邪入侵致病，这些都是顺应自然养生的重要表现，"故养生者必谨奉天时也"，这是养生的重要原则之一。那么，具体又怎样顺应自然呢？

（一）适应自然

所谓适应自然，就是说人的日常起居作息要符合自然界阳气消长的规律及人体自身的生理常规。古代养生家认为，春夏宜养阳，秋冬宜养阴。

春夏阳令也，春时阳生，夏时阳盛。春时阳始生，风寒之邪尚未退去，故春时应注意御寒保暖。民间谚语谓春季不宜过早减衣，亦即此理。此时宜养人体之阳。夏时阳极盛，暑热邪盛，大热耗气，气者阳也，故大热亦伤人体之阳。夏夜人们喜纳凉，易受寒湿之邪，寒湿易伤阳。夏季炎热，人们喜冷饮，饮食太多寒凉则易伤阳，故夏时既要善处阴凉以避大热，又要避免过食冷饮以防伤阳。夏夜纳凉，当避湿露，适当盖覆，以避寒湿。

秋冬阴令也，秋时阴收，冬时阴藏。秋冬之时燥邪为患，易伤阴，故秋冬之时宜服用滋阴之品或搽用滋润护肤之品以防燥邪，保持居室空气之湿润亦有助于避免燥邪。秋时渐寒，冬时寒盛，人们喜食辛辣，好饮酒以御寒。辛辣之品易生内热，酒易生湿热，食之太过则伤阴。因此，秋冬之时既要避免燥邪，又要避免过食辛辣和过量饮酒，以防伤阴。

人们以为春之温邪、夏之暑邪易伤阴，春夏当养阴；秋之凉邪、冬之寒邪易伤阳，秋冬当养阳。为何《黄帝内经》独强调"春夏养阳，秋冬养阴"呢？因为春温夏暑易伤阴，秋凉冬寒易伤阳，人之所共知。且于春夏，人们知养阴而不知养阳；于秋冬，人们知养阳而不知养阴。故春夏之际，有因求养阴却伤及阳者；秋冬之时，有因求养阳而伤及阴者。《黄帝内经》以世人之多疏忽，而善养生之圣人能识之，故言"圣人春夏养阳，秋冬养阴"，以顺从四时阴阳之变，是谓"以从其根"。

人在同一环境中，有些人生病，有些人不生病，有些人则很快死亡，这是什么原因呢。中医学认为这与人体的正气及邪气的盛衰有关系。人体脏腑功能正常，正气旺盛，气血充盈流畅，卫外固密，外邪难以入侵，内邪难于产生，就不会产生疾病。人们要顺应自然界的四时六气，要经常保养精神，锻炼身体，增强体质，才能适应气候的变化，抵御外邪，保持或恢复健康。一年当中，春天要防风又要防倒春寒；夏天要防热，又要防因热贪凉而造成的感冒风寒；长夏日要注意防湿气；秋天防干燥；冬天应防寒又要防风。

（二）利用自然

万物之中，只有人类能够征服自然，因为人类不仅能够认识自然，适应自然环境的变化，而且能够掌握自然规律，能动地改造自然，使之更加适合生存，促进健康。古代的一些著名养生家就很重视生活环境的选择和改造。

什么是自然养生？自然养生是利用自然因素的影响，促进疾病痊愈、身心康复的一种方法。自然因素很多，包括自然之物与自然环境，如日光、空气、泉水、香花、泥土、热砂、高山、岩洞、森林等。人生活在自然界中，不同的自然因素必定对人体产生不同的影响。有选择性地利用自然因素来影响人体，从而达到康复治疗的目的，已被无数事实证明是可能的、行之有效的。利用自然因素、自然手段，促使人体身心健康，被认为是20世纪医学的一大发现，是未来医学的显著特点与发展趋向。中医自然养生方法丰富多彩，现在简要介绍两种：①泉水疗法。此为饮用或外浴泉水，促使人体身心健康的方法。供人饮用的泉水，大多数性味甘平，具补养之功。泉水能调和脾胃、滋阴津而清胃热，用于消渴病、肥胖症、郁火性胃痛、慢性便秘、眩晕、淋证、虚损等，此外还用于呕吐不止、胸闷出汗等症。泉水煮沸饮用又有温阳除寒之功，可用于中焦虚寒诸证。温泉多性味辛热，外浴可除疥癣诸疮毒，并有温通经络、畅气活血、化癖舒筋、舒展情志、增强体质等功用。可用于皮肤疥癣疮疹诸疾以及寒痹、瘫症、失眠、眩晕、心悸等。②岩洞疗法。本法是利用自然环境中的天然洞穴或掘地为窟、为屋的人工洞穴，进行摄生防病和康复治疗活动。岩洞中环境安静，能使人精神宁静、情绪稳定、心志怡悦，对神志损伤者十分有利。洞中多为恒温，有利于正气虚弱、适应能力差的病人康复。岩洞中的尘埃和微生物很少，也是隔离治疗的理想环境。其他还有高山疗法、森林疗法、香花疗法、泥土疗法、热砂疗法、空气疗法、日光疗法等，皆为中医自然养生的重要组成部分，病者可根据自身情况灵活选择。

❀ 协调脏腑

　　古人除了强调人与自然的统一性以外，还认为人体本身也是一个有机的整体。人体是由若干脏器和组织、器官所组成的，各个脏器、组织和器官，都有着各自不同的功能，这些不同的功能又都是整体活动的一个组成部分，决定了机体的整体统一性。而机体整体统一性的形成，是以五脏为中心，配以六腑，通过经络系统"内属于脏腑，外络于肢节"的作用而实现的。中医学认为人体正常的生理活动一方面要靠各脏腑组织发挥自己的功能，另一方面又要靠脏腑间相辅相成的制约作用，才能维持生理平衡。每个脏腑各有自己不同的功能，又有在整体活动下的分工合作。所以养生就要协调各调脏腑的生理功能，使其成为一个有机整体。这是又一条重要的养生原则。《素问·灵兰秘典论》里说："凡此十二官者，不得相失也，故主明则下安，以此养生则寿，殁世不殆，以为天下则大昌。"这里的十二官，即是指人体五脏六腑，另加心包络。不得相失，即是指各脏腑之间必须相互协调。以此养生则寿，是说若人体十二脏腑在心的统率下，彼此相互配合使用，就能寿命久长。可见，养生必须保持人体所有的脏腑功能活动正常，尤其是心肝脾肺肾五脏。保持人体脏腑功能健全的方法很多，但主要的是以下两条：

（一）要使五脏藏、六腑泻

《素问·五脏别论》里说："所谓五脏者，藏精气而不泻也，故满而不能实；六腑者，传化物而不藏，故实而不能满也。"这里的满，是形容五脏藏精气的状态，五脏精气应当丰满充盛，才能游溢于中，供养人体，从而维持人体各组织器官的正常生理功能，如果不满而虚，就是五脏功能衰退的病理表现。这里的"实而不能满"是指水谷而言，是形容六腑转输水谷的状态。人体的五脏六腑只有藏、泻得宜，机体才有充足的营养来源，以保证生命活动的正常进行。

（二）要及时纠正脏腑的偏盛偏衰

所谓五行学说，起初是古代劳动人民在长期的生活和生产实践中，认识到木、火、土、金、水五种物质是生活中不可缺少的东西。后来人们把这五种物质的属性加以抽象推演，用来说明整个物质世界；并认为这五种物质不仅具有相互资生、相互制约的关系，而且是处于不断运动、变化之中，故称之为"五行"。五行学说，将人体的内脏分别归属于五行，以五行的特性来说明五脏的生理活动特点，如肝喜条达，有疏泄的功能，木有生发的特性，故肝属"木"；心火有温煦的作用，故心属"火"；脾为生化之源，土有生化万物的特性，故脾属"土"；肺气主肃降，金有清肃、收敛的特性，故肺属"金"；肾有主水、藏精的功能，水有润下的特性，故肾属"水"。五行学说主要以五行相生（木生火、火生土、土生金、金生水、水生木）、相克（木克土、土克水、水克火、火克金、金克木）来说明事物之间的相互关系。用在医学领域里，即能说明人体脏腑组织之间生理功能的内在联系，如肾（水）之精以养肝，肝（本）藏血以济心，心（火）之热以温脾，脾（土）化生水谷精微以充肺，肺（金）清肃下行以助肾水。这就是五脏相互资生的关系。肺（金）气清肃下降，可以抑制肝阳的上亢；肝（木）的条达，可以疏泄脾土的壅郁；脾（土）的运化，可以制止肾水的泛滥；肾（水）的滋润，可以防止心火的亢烈；心（火）的阳热，可以制约肺金清肃的太过。这就是五脏相互制约的关系。

由上可知，五脏之间均存在着"生我""我生""克我""我克"这四个方面。从这四个方面来说明一个脏与其他四个脏的关系，兹以肝为例，生我者为肾（水生木），我生者为心（木生火），克我者为肺（金克木），我克者为脾（木克土）。根据这种理论，在养生中就能及时纠正五脏之间的偏盛偏衰。这里以肝脏为例说明之：春天时肝气偏旺，往往会克制脾土，发生食欲不振、腹胀等，那么在饮食上就要"补甘减酸"。补甘，就是要多吃点甜味的东西，以补益脾气；减酸，就是要少吃些酸味的食品，因为酸入肝，会使本来偏亢的肝气过亢。这也就是《难经·七十六难》所指出的"见肝之病，则知肝当传之于脾，故先实其脾气"。用五行学说的术语来说，即"扶土抑木"。这个例子讲的是怎样用五行学说的理论纠正肝脏的偏亢。若五脏之中有一脏偏衰时，如肺脏虚，常表现为短气，面色㿠白，自汗出，声低息微，脉虚弱，就可采用"培土生金"法，即健脾益气。因为肺中所需的津气，要依靠脾运化水谷精微来供应。

总之，在养生中要经常注意维持五脏之间的功能正常，若发生了偏盛偏衰，要及时注意加以纠正。

协调阴阳

阴阳，是中国古代哲学的基本范畴。其最初的含义是十分朴素的，即指日光的向背，向日为阳，背日为阴，后引申为气候的寒暖、方位的上下、左右、内外，运动状态的动静等。后来古代思想家用阴阳来概括自然界一切相互关联的某些事物和现象，并产生了阴阳学说。阴阳学说认为人体是一个有机的整体，人体内部充满着阴阳对立统一的关系。

中医学对阴阳协调特别重视，无论谈生理或病理，都十分注意阴阳的变化。"生之本，本于阴阳""人生有形，不离阴阳"，这说明人的生命活动是以体内阴阳为依据的。阴阳在人体内的关系是"阴在内，阳之守也；阳在外，阴之使也"。按中医学理论的这些论述，人体生理活动的基本规律可概括为阴精（物质）与阳气（功能）的互相作用与运动。人体的生理活动（阳）是以物质（阴）为基础的，没有阴精就无以化生阳气；而生理功能活动的结果是又不断地化生阴精。所以没有物质就不能产生功能，没有功能也不能化生物质。这样，物质与功能、阴与阳共处于相互对立、依存、消长和转化的统一体中，维持着物质与功能、阴与阳的相对动态平衡，从而保证生命活动正常运行。例如，人体内的气与血是一对阴阳，气无形而动属于阳，血有形而静属于阴，气有温煦推动的作用，血有营养滋润的作用，血的生成离不开气，气附藏于血中，不能离开血而存在，气血两者是相互依存，相互为用，也是相互影响的。若气虚则生化不足，血也虚，气虚运行无力则血脉瘀阻，气虚而不能统摄血液在血管中正常运行溢于脉外而产生出血等症。气虚不能摄血，气随血脱而发生气脱（休克）。因此，只有经常保持体内外环境的协调与统一，人体内外阴阳平衡，人才能健康无病，不易衰老，寿命才能得以延长。

（一）存阳气

人体本身就是一个阴阳对立的统一体。由于阴阳之气的相互作用，推动了生命的运动和变化。但阴阳二气之中是以阳气为主导的。如《素问·生气通天论》里又说："凡阴阳之要，阳密乃固。"即是说，人体生命以阳气为主导。若阳气充盛，则人体生机盎然，否则就会生机凋残，折寿损年。正如张景岳所说："天之大宝，只此一丸红日，人之大宝，只此一息真阳。"由此看出，维护阳气对于保持人体健康是十分重要的。

人之生长壮老，皆由阳气为之主；精血津液之生成，皆由阳气为之化。所以，"阳强则寿，阳衰则夭"。养生必须养阳，阳气是生命的根本。《素问·生气通天论》曰："阳气者，若天与日，失其所，则折寿而不彰。故天运当以日光明，是故阳因而上，卫外者也。""阳气者，精则养神，柔则养筋。"意思是说人体的阳气好比天空中太阳的作用一样，人体阳气运行规律失常，其生命不彰著于人世。这段话说明保养人身的阳气，是协调阴阳、保证人体健康、抗御病邪侵袭的关键。

（二）固阴精

俗话说，人身三宝精气神。但在精气神三者之间，精是生命的基础。精，即阴精，包括脏腑之精在内，特别是肾精。因为"精盈则气盛，气盛则神全"，若精亏则体弱神衰，脏腑机能失调，百邪易侵。

"精者，身之本也。"肾主藏精，主生殖，肾精所化之肾气关系到人的生长发育和衰老。肾气在生命活动中由始至终，犹如纵轴贯穿于各个阶段，其盛衰直接关系到人的生长、发育和衰老。《黄帝内经》明确指出，精是生命的基础、人体寿夭的关键，人"半百而衰"是由于不知保持精的盈满。汉代名医张仲景亦重视养生防病，他在经典著作《金匮要略》里曾提出"房室勿令竭乏"，并把此作为致病因素之一，体现了他重视保养阴精的思想。元代朱丹溪更是重视阴精，他创立了"阳有余阴不足"论，著"色欲箴"，其要旨是言肾中阴精难成易亏，而肝肾相火容易妄动，因此主张收心养心以抑制相火，节房事远房帷以保护阴精。这是保肾固精、避免生理功能失调的重要措施。

阴精亏损对生命活动的影响主要体现在以下几方面：

1. 精亏形坏无子

精亏形坏是指身体衰老，不能正常活动；无子，是指没有生殖能力。《易系辞》说："男女媾精，万物化生。"说明精是生殖发育的基本物质，它对繁衍后代以及人体的生长发育极为重要。若肾精亏损，则影响生长发育和生殖功能。如《素问·上古天真论》说："精少肾脏衰，形体皆极。"故张景岳说："精血即形也，形即精血也。"又因为肾精亏不能化生天癸，而天癸是促使生殖机能成熟的物质，所以《素问·上古天真论》又说："天癸竭，地道不通，故形坏而无子也。"

2. 精亏神志失聪

《医林改错》认为："脑为元神之府，灵机记性……在脑。"这说明中医虽然认为人的精神活动与心的功能密切相关，但与脑也有重要关系。而脑之所以与精神意识思维活动有关，又是因为肾藏精，精生髓，髓通于脑，即"脑为髓海"，精髓所藏于脑最多。若阴精亏损，不能生髓，常致脑海空虚，症见记忆衰退，思维迟钝，目眩昏冒。所以《素问·灵兰秘典论》认为："肾者，作强之官，伎巧出焉。"这里的伎巧，即指智力，意谓肾的功能正常，肾精充实，则身强矫健，多智灵巧。

3.精亏诸窍不利

这是因为肾开窍于耳及前后二阴。耳的听觉功能，前阴的排尿，肛门的大便排泄，均与肾密切相关。另外，肾藏精，精生血，血藏于肝，肝开窍于目。肾阳能温煦脾阳，而脾开窍于口，故人老体衰精亏之后常视物昏花，听力减退，口角流涎，二便不利。可见，诸窍的功能正常与否，均与阴精是否充足密切相关。《素问·阴阳应象大论》明确指出："年四十，而阴气自半也，起居衰矣；年五十，体重，耳目不聪明矣；年六十，阴痿，气大衰，九窍不利，下虚上实，涕泣俱出矣。"这里说的九窍，即指头部五官七窍，下部前后阴二窍。九窍不利，是说因为人老以后，精气一天比一天亏损，上七窍、下二窍得不到濡润，故诸窍不利。

综上所述，历代医家都非常重视保养人体阴精。大医学家张景岳曾明确指出："善养生者，必主其精，精盈则气盛，气盛则神全，神全则身健，身健则病少，神气坚强，老而益壮，皆本乎精也。"积精全神，保养阴精特别是肾精是养生的又一基本原则。

（三）调阴阳

阴阳，是自然界运动变化遵循的普遍规律，因而疾病的治疗，就必须从阴阳变化这个根本上来认识和处理。这里的本，即根本，就是指阴阳。因为疾病发生的根本原因就是阴阳的失调，所以治疗疾病，就必须探求病变的根本，或本于阴，或本于阳。因此，要想不得或少得疾病，就必须注意协调阴阳，切实做到"法于阴阳"，补其不足，纠其偏胜，自可达到"阴平阳秘，精神乃治"。人体阴阳二气处在平衡协调状态，不仅可使人体内部协调，而且可保持人体与自然界的统一协调。内外和协，正气运行如常，邪气就不能侵害人体了。由此看来，保持人体阴阳平衡、协调是多么的重要啊。

阴阳协调，是健康的保证。在正常情况下，人体的阴精与阳气是处在不停地相互消长又相互制约的状态中。阴精与阳气如果因某种原因出现一方的偏盛或偏衰，人体就会处于病理状态。因此，阴阳协调、内外和调是使人"气立如故"的基本条件。阴阳之要，阳密乃固。《素问·生气通天论》中说："凡阴阳之要，阳密乃固。两者不和，若春无秋，若冬无夏。因而和之，是谓圣度。故阳强不能密，阴气乃绝；阴平阳秘，精神乃治；阴阳离决，精气乃绝。"

万物之生由乎阳，万物之死亦由乎阳。但善养生者，又必须宝其精。因为精盈则气盛，气盛则神全，神全则身健。可见，保养阳气和补益阴精并保持二者协调平衡，是中医养生学的一条重要原则。

具体方法：

第一，遵循阴阳消长转化规律。

第二，遵循阴阳动静变化规律。阳主动、阴主静，动则生阳，静则生阴，所以阳时宜动养，阴时宜静养。

第三，遵循气机升降规律。上午是气升阶段，晚上是气降之时，同样春夏气升，秋冬气降，升则长阳，降则长阴。所以要养阳时应在上午锻炼，欲养阴时，就在傍晚入静摄生。

❧ 精神内守

《寿世保元》有云："惜气存精更养神，少思寡欲勿劳心。"意思是说人要想养生延年，首先要敛气保精以养其内在精神，不要劳伤心神。的确，"养神"是养生的重要内容，只有精神健康，才能真正长寿。

中医学认为，精、气、神乃人身之三宝，是祛病延年的内在因素。神是整个人体生命活动的外在表现，也就是人的精神状态、思维活动。神，在人体居于首要地位，唯有神的存在，才能有人的一切生命活动现象。正如古代养生家强调的："神强必多寿。"这里所说的

"神强"，实为脑神健全之意，只有脑神健全，才能主宰生命活动，使脏腑协调、肢体灵活、五官通利，全身处于阴阳平衡的正常生理状态。

"神"在人的生命活动中起主导作用，由心所主。若心安神定，则五脏六腑功能协调，身体健康无病；反之，若心惊神摇，则脏腑功能失和，气血紊乱，阴阳失佐，百病由生。所以神只可得，不可失，只宜安，不宜乱。伤神则神衰，神衰则健忘失眠，多梦烦乱；神不守舍则发为癫狂，甚则昏厥。现代医学也证实，人类疾病有50%～80%是由于精神过度紧张引起的，如高血压、心动过速、神经衰弱等。现代人生活节奏快，各种压力层出不穷，造成了越来越多的人神经衰弱，精神躁动，甚至精神分裂。人们往往只注意到身体的健康，而忽略了心神的保健，心神不统一就会发生各种疾病。因此古往今来，很多医家、养生家们都十分重视精神调养，重视精神治疗和心理养生。

养神的具体要求有二：

一是心态须保持恬淡虚无，清静愉悦。

早在两千多年前，《黄帝内经》就提出养神的关键在于排除杂念，保持心地纯朴专一。如《素问·上古天真论》强调："恬淡虚无，真气从之，精神内守，病安从来？"恬就是安静，淡是朴素，虚无，是不被物欲所蔽，也就是清心寡欲，无忧无虑，能够做到"恬淡虚无"，心神方面也就不为外物所扰了。《素问·阴阳应象大论》又谓："是以圣人为无为之事，乐恬淡之能，从欲快志于虚无之守，故寿命无穷，与天地终，此圣人之治身也。"明达事理的人，懂得调和阴阳的重要性，不做对养生不利的事，而能顺乎自然，以安闲清静为最大快乐，使自己的精神意志始终保持无忧无虑的境界，因而可以长寿。这就是聪明人的养生方法。足见保持心安神守、知足常乐、淡泊名利等对调摄精神、通畅真气、协调脏腑、增强机体的抗病能力有多么重要的意义。著名医家石天基有首《祛病歌》："人或生来气血弱，不会快活疾病作；病一作，心要乐，病都却；心病还将心药医，心不快活空服药；且来唱我快活歌，便是长生不老药。"自古以来无数事例表明，心胸狭窄、斤斤计较个人得失的人，能过古稀之年者不多见，而胸怀开阔情绪乐观者，往往可享高寿。人生的道路坎坷不平，不如意事常有八九，尤其当人进入老年之后，由于社会角色、人际关系、健康状况、性格情绪等都会发生改变，若不能很好地把握住自己的"神"，常可产生孤独、忧郁、失落、自卑等消极心理。

在生命过程中，神易于动而致耗，难于静而内守。因此，历代养生家有不少人都主张以静养神来健身防病，抗衰延年，从而形成了养生学中的静神学派。老子《道德经》说："清静为天下正。"人体之神亦不例外，只有清静才能保持其正常功能。《素问·痹论》亦有同样认识："静则神藏，躁则消亡。"说明身心的清静有助于神气的潜藏内守，而身心的躁动则会导致神气的外弛甚至消亡。故嵇康《养生论》又说："神躁于中，而形丧于外，犹君昏于上，国乱于下也。"指出了神躁不静的极端危害性。清代养生家曹庭栋在总结前人静养的思想基础上，提出了"静神"的新含义，他在《老老恒言·燕居》中说："静时固戒动，动而不妄动，亦静也。"同时还指出："用时戒杂，杂则分，分则劳。唯专则虽用不劳，志定神凝故也。"曹氏所提出的"静神"实指精神专一、排除杂念及用神不过。由上可知，古代养生家的所谓静神，主要是指神静不用、神用不过、神用专一等内容，从而脱胎于道家又高于道家。

老人晚年若能遵循古训，修德养性，少思寡欲，静养心神，方能享人生"天年"之寿。

二是应善于调节情志，适当疏泄。

情志致病是中医病因学说的内因。人之七情喜、怒、忧、思、悲、恐、惊是人体对外界环境刺激的一种生理反应。但若反应过于强烈或持久，即七情失常，可引起阴阳失调、气血不和、脏腑功能紊乱而为患。喜伤心，怒伤肝，思伤脾，悲伤肺，恐伤肾，五脏受伤则精神涣散，精神涣散则神志衰减，神志衰减则诸病丛生。以上三者又相互联系，互为因果。故无论是古代文献记载还是临床所见，因情志失调而导致疾病的案例是很常见的。对于养生而言，调节情志、重视精神的调养是一个不容忽视的环节。而安神的关键，又在于使喜、怒、忧、思、悲、恐、惊七情各有法度，适可而止。七情既然是人体正常的情绪活动，就应该顺其自然，既不可过度，也不可压抑，可通过适当的疏泄来调节心中的情绪，从而达到身体康健之目的。具体方法如下：

1. 喜伤心者，以恐胜之

以恐胜之，又叫惊恐疗法，适用于神情兴奋、狂躁的病证。

《儒门事亲》里载：有一位庄医师"治以喜乐之极而病者，庄切其脉，为之失声，佯曰：吾取药去，数日更不来"。于是病人便渐渐由怀疑不安而产生恐惧，又由恐惧产生悲哀，认为医生不再来是因自己患了重病。"病者悲泣，辞其亲友曰：吾不久矣！庄知其将愈，慰之。"这个病例说明了庄医生采取按脉失声与取药数日不至而取效，此即"恐胜喜"也。说明喜伤心者，可以恐解之。原因何在呢？《吴医汇讲》解释说："必有所乐谓之喜，何反谓喜伤心哉？凡人之气，以平为期，不及者病，过者亦病。经曰：'心藏神，神有余则笑不休。'试即以'不休'二字味之，乃乐之过而失其正也。当此乐以忘忧之际，有放心而不知求其心，所藏之神不亦因之而涣散乎？至于恐能胜喜，其义维何？盖喜为心志，恐为肾志，水能制火，既济之道也。抑更有显而易见者，人当极喜之时，适有恐惧之事，猝然遇之，莫不反喜为忧者，唯喜之情缓于恐，而恐之情急于喜也。是以水火克制之理言之，或近傅会，而不知胜复之道本乎人情，实有深相印合者。"

2. 思伤脾者，以怒胜之

以怒胜之，是利用发怒时肝气升发的作用，来解除体内气机郁滞的一种疗法，它适用于长期思虑不解、气结成疾或情绪异常低沉的病证。

《四川医林人物载》里也记述了一则郁病怒激之病例：青龙桥有位姓王的儒生，得了一种怪病，喜欢独居暗室，不能接近灯光，偶尔出来则病情加重，遍寻名医而屡治不验。一天名医李健昂经过此地，家人忙请他来诊视。李氏诊毕，并不处方，却索取王生昔日之文，乱其句读，高声朗诵。王叱问"读者谁人"，李则声音更高。王气愤至极，忘记了畏明的习惯，跑出来夺过文章，就灯而坐，并指责李氏："你不解句读，为何在此高声嘶闹？"儒生一怒之后，郁闷得泄，病也就好了。

3. 悲伤心者，以喜胜之

以喜胜之，又称笑疗，对于由于神伤而表现为抑郁、低沉的种种病证，皆可使用。在《医苑典故趣拾》中有这样一则笑话：清代有位巡按大人，抑郁寡欢，成天愁眉苦脸。家人特请名医诊治，当名医问完其病由后，按脉许久，竟诊断为"月经不调"。那位巡按大人听罢，嗤之以鼻，大笑不止。连连说道：我堂堂男子焉能"月经不调"，真是荒唐到了极点。从此，每回忆及此事，就大笑一番，乐而不止。这是名医故意以常识性的错误引病人发笑。

4. 恐伤肾者，以思胜之

以思胜之，主要是通过"思则气结"以收敛涣散的神气，使病人主动地排解某些不良情绪，以达到康复之目的。

《晋书·乐广传》记载："尝有亲客，久阔不复来，广（乐广）问其故。答曰：前在坐。蒙赐酒。方欲酒，见杯中有蛇，意甚恶之，既饮而疾。于时河南听事壁上有角弓，漆画作蛇，广意杯中蛇即角影也。复置酒于前处，谓客曰：酒中复有所见不？答曰：所见如初。广乃告其所以，客豁然意解，沉疴顿愈。"　"杯弓蛇影"这一成语所讲的历史事实，说明由恐惧引起的疾病，可以用"深思"的方法来解除其恐惧紧张的心理状态，从而使疾病消除，恢复健康。

5. 怒伤肝者，以悲胜之

以悲胜之，是根据《黄帝内经》"悲则气消"和"悲胜喜"的方法，促使病人产生悲哀的情绪，达到康复身心目的的一类疗法，对于消散内郁的结气和抑制兴奋的情绪有较好作用，最适于病人自觉以痛苦为快的病证。

《儒门事亲》中载：张子和治妇人病，问病人曰："心欲常痛哭为快否？"妇曰："欲如此，余亦不知所谓。"张又曰："少阳相火，凌灼肺金，金受屈制，无所投告，肺主悲，但欲痛哭为快也。"于是，张子和鼓励病人尽量痛哭，其病得以康复。此病例为木火灼伤肺金，肝肺气郁，故以哭出为快。

这里还要说明的是：在运用"以情胜情"疗法治疗情志因素所导致的病变时，要注意刺激的强度，即治疗的情志刺激，要超过、压倒致病的情志因素，或是采用突然的强大刺激，或是采用持续不断的强化刺激。总之，后者要超过前者，否则就达不到以情胜情的治疗目的。

动静结合

"生命在于运动"，是人们防病保健的一句至理名言。因为运动是生命存在的特征，人体每一个细胞都在不停地运动着。自古以来，我们的祖先就提倡用运动来增进健康，预防疾病，以求延年与长寿。《黄帝内经》中指出了春季养生的方法："春三月，此为发陈，天地俱生，万物以荣。夜卧早起，广步于庭，被发缓形，以使志生。"这句话是指，春季的三个月谓之发陈，是推陈出新、生命萌发的时令。天地自然都富有生气，万物欣欣向荣。此时，人们应该入夜即睡眠，早些起身，披散开头发，解开衣带，使形体舒缓，放宽步子，在庭院中漫步，使精神愉悦，胸怀开畅，顺应万物的生发之机。

现代医学研究证明，坚持在春天进行体育锻炼，人体免疫力会增加，不易患病。个人可根据自身体质，选择适宜的锻炼项目，如打太极拳、散步、慢跑、放风筝等，让身体沐浴在春光之中，最大限度地汲取大自然的活力。唐代大医家孙思邈亦提倡"行三里二里，及三百二百步为佳"。《吕氏春秋·尽数》中就提出了"动形"的主张，"流水不腐，户枢不蝼（义同蠹）动也。形气亦然。形不动则精不流，精不流则气郁"。这段文字的意思是说运动能够保持人体精气布散流畅而不郁滞，可防止疾病发生而得"尽终其天年"，从而阐明了运动健身的道理。故清·颜习斋在《言行录》中曾说过："养生莫善于习动。"

三国时代的华佗是位了不起的医学家，同时又是一位了不起的养生专家，他活到90岁而步履矫健、齿目不衰，就是因为自创自练仿生养生五禽戏功法，主要也是模仿熊、鹿、猿、鹤、虎五种动物的运动。由于这五种动物的生活习性不同，活动的方式也各有特点，或雄劲豪迈，或轻捷灵敏，或沉稳厚重，或变幻无端，或独立高飞，人们模仿它们的姿态进行运动，一方面起到了锻炼全身关节的作用，同时也能改善心肌供氧量，提高心脏排血力，从而使全身得以气血流畅、祛病长生。

就五禽戏本身来说，它并不是一套简单的体操，而是一套高级的保健气功。在这套保健气功里，华佗把肢体的运动和呼吸吐纳有机地结合到了一起，通过气功导引使体内逆乱的气血恢复正常状态，以促进健康，据说华佗临死时还是耳聪目明满头黑发呢！他的弟子吴普、樊阿等也都活到了近100岁。

现代医学认为"生命在于运动"，运动可以提高身体新陈代谢，使各器官充满活力，延缓衰老的过程，尤其是对心血管系统，更是极为有益。例如法国医生蒂索曾说："运动就其作用来说，几乎可以代替任何药物，但是世界上的一切药品都不能代替运动的作用。"话尽管讲得有些夸张，但还是有一定道理的，适度的体育运动，可以使生活和工作充满活力和乐趣；可以帮助建立生活的规律和秩序，提高睡眠的质量，保证充足的休息，提高工作效率；可以提高人体的适应和代偿机能，增加对疾病的抵抗力等。总之，运动能增强体魄、防病防老。

生命在于运动但不是盲动，休息静养也至关重要。这是因为人体生命活动是一个矛盾的过程，运动可以促进体内血液循环，改善多种组织器官的功能，增强抗病能力，加速代谢物的排泄，使一些抗动脉硬化的物质、抗衰老的物质数量明显增加，但运动还会使体内氧消耗量急剧增加，产生大量活性氧，这是促进人体衰老的主要物质。美国科学家经过对运动员长期跟踪观察后发现，剧烈的、长期的大运动量，只会导致组织器官的损伤，加速衰老。因此，运动必须是适度的。而休息可使机体得到调整修复，清除活性氧，抗御衰老，使寿命延长。研究表明，寿命与呼吸频率成反比，呼吸频率越慢寿命越长。龟每分钟只呼吸1～4次，寿命可达几百年甚至上千年；人每分钟呼吸多达12～20次，寿命仅几十年。

众所周知，吕尚因其德高望重而又高寿被尊为"姜太公"，他寿至97岁而终。后人总结他养生的秘诀是"动静结合，天人合一"，而这一秘诀集中体现在他的垂钓中。我们都知道"姜太公直钩钓鱼，愿者上钩"的故事，实际上除去故事本身的神话色彩以外，姜太公本人只要一有空儿便持竿傍溪，静观天水一色，几十年如一日，钓鱼实际上已经不知不觉中成了他的养生之术。钓鱼实为形式，他那无饵直钩能钓鱼的理论，正说明了他"钓鱼是假，赏鱼是真"的淡泊利禄养生观。正是在众人千方百计要多钓鱼、钓大鱼之际，他却静观鱼群绕钩而乐。垂钓虽无饵，但抛钩观浮，一览群鱼绕直钩而过，再抬竿提线另抛，这一起一立、一提一抛，正好使四肢、手腕、脊柱得到了全面的活动伸展，起到了舒筋活血的作用。而静观鱼儿绕钩时则全神贯注、屏气凝神，两者一动一静，动静相兼，是运动平衡的统一。此外，从环境角度来说，长时间沐浴在大自然的怀抱中，天人合一，有利于机体的新陈代谢，特别是有利于改善大脑和中枢神经系统的生态功能。姜太公正是在垂钓中磨炼了自己的毅力和耐性，养成了谋大业不求功名利禄的胸怀，从而以豁达、宽容、仁和获得了健康长寿。

传统运动养生法的主要原则是动静结合，意气相依，内外兼修，身心并重。静则收心纳意，轻松自然，全神贯注，以培育正气，即在精神舒畅和情绪安宁的状态下锻炼；动则强筋壮骨，滑利关节，行气活血，疏经通络，以壮形体，调脏腑。动以养形，静以养神；动中有静，静中有动。"动中静"，即在运动时要保持精神宁静的状态，要全神贯注；"静中动"，即保持呼吸的自然和谐，只有动静结合，意、气、体三者紧密配合，才能炼精化气生神，内养脏腑气血，外壮筋骨皮肉。所以正确的养生方法应该是动静相兼，动以健体，静以养心，刚柔相济，亦动亦静，缺一不可。

当然，无论动还是静，都要掌握一个适当的"度"。《黄帝内经》有云："动过则损，静过则废。"是说动得过分，可能会引起疲倦、劳损甚至受伤；而一味静养，会变成"懒虫"，造成机体的衰弱，功能加速退化，引发各种疾病。

预防疾病

《黄帝内经》认为防病重于治病。《素问·四气调神大论》中说："是故圣人不治已病治未病，不治已乱治未乱，此之谓也。夫病已成而后药之，乱已成而后治之，譬犹渴而穿井，斗而铸锥，不亦晚乎？"就是说一个高明的医生，不能只治疗已经发生的疾病，而更重要的是在未病之前采取一些预防保健措施。等到疾病已经形成，才去用药治疗，这就好比渴了才掘井，打仗时才制造兵器一样，岂不太晚了吗？从而提出了未病先防的防病思想。认为人体在没有产生疾病的时候，就应根据具体情况强身健体，从而预防疾病的发生。这种未病先防的思想和现代"预防为主"的基本精神是一致的。《金匮要略》也说："见肝之病，知肝传脾，当先实脾……中工不晓相传，见肝之病，不解实脾，惟治肝也。"此段虽然讲的是治病，但也有防病之意，描述人体一旦感受外邪，必须早期治疗该病，并要根据疾病的传变规律，提前采取措施使可能将受影响的部位或器官强壮起来而不被牵连，否则病邪会由浅入深，由轻而转重，终至不可医疗的境地。《素问·阴阳应象大论》中说："故邪风之至，疾如风雨，故善治者治皮毛，其次治肌肤，其次治筋脉，其次治六腑，其次治五脏。治五脏者，半死半生也。故天之邪气，感则害人五脏，水谷之寒热，感则害于六腑，地之湿气，感则害皮肉筋脉。"此文充分体现出未病先防、已病防变的御病观。

传统医学认为，疾病的发生，有邪正两个方面的因素。正气不足是疾病发生的内在原因和依据，邪气（即致病因素）是导致疾病发生的重要条件，外邪通过内因而起作用。所以要想达到未病先防的目的，必须从保养人体正气和防御邪气侵袭两方面入手。

（一）顾护正气

古人十分重视精神与形体的调养。通过调养身心，从而调节体内阴阳，使之平衡。人体正气充足，七情正常，邪气也就不得侵犯人体。符合《黄帝内经》"正气存内，邪不可干，邪之所凑，其气必虚"之论述。

正气包括卫气及元气，肾为元气之根，脾为正气之源，肺为卫气之本。中医认为免疫力全在正气，正虚是免疫力下降的主要原因。正气充盛，外邪就无从侵入，疾病也就无从发生。"因虚邪之风，与其身形，两虚相得，乃客其形"，也说明邪气只有在正气虚弱的情况下，才能乘虚侵袭人体而致病。因此，正气虚弱是疾病发生的决定因素，外来邪气是构成疾病的条件，这就是《黄帝内经》一再强调的内因为主的发病学理论。人们要特别注重培补人体正气并同时注意不要使其亏损。

1.安五脏

人体正气，来源于五脏，五脏坚强，血气充实，卫外固密，外邪无从侵入，疾病则不发生，健康则有保证。所以强五脏就是强正气。比如肝主疏泄，肝的主要功能是调畅气机，气机条达则气血通畅，经脉通利，五脏六腑自然和顺。脏腑和顺，全身舒适，心情自然愉快。所以，保健应特别注意心情舒畅、七情调达，这样有助于肝的疏泄。心情不愉快易导致气郁，气郁又易引起肝郁，反过来肝郁而疏泄失职又会加重心情抑郁。于是心理与生理之间的良性循环就变成了恶性循环，正如《黄帝内经》说："百病生于气也。"所以，保养肝的功能最重要的是心情要愉快。养生要求保持情绪稳定，不要过分高亢或低落，如过于冲动，肝气过旺则流往大脑的血量骤然增多而易突发脑出血、中风；过于悲伤使肝气不旺，流往大脑的血量骤减而致晕倒、虚脱。

2.适劳逸

适劳逸是讲要防止劳作损伤，这是使机体强壮、避免形伤的重要措施。适当的劳动锻炼与休息，能促进脏腑机能，保持筋骨灵活、气血流畅、精力充沛、身体强健。若过度劳倦，可致脏腑受损，气血亏耗，阴阳失衡。此外，若过度安逸，也可导致脏腑功能衰退、气血运行不畅、筋骨不利等，从而加速衰老、死亡。正如《素问·宣明五气》曰："五劳所伤：久视伤血，久卧伤气，久坐伤肉，久立伤骨，久行伤筋，是谓五劳所伤。"意思是说双眼全神贯注地看东西时需要血液的供应，人们长时间地过度使用双眼就会感到双眼酸涩，这就是血液损伤的表现。不管是否有病，人们长时间地卧床不动，就会感到饮食无味，行走无力，这是因为长时间地卧床，使气血流通不畅，代谢产物堆积，故感到神疲乏力，这是因血液循环不好使气受了伤的缘故。人们坐的时间长了，常会感到臀部肌肉酸痛，下肢不适，也是因为长时间地处于坐位使局部血液循环不良，局部代谢产生的乳酸没有被血液循环及时运走而使局部受到刺激所致，一旦出现这种症状就说明肌肉受到了损伤。人们原地站立过久时，常会感到筋骨酸痛，这是因为站立时全身的重量都集中到了脊柱及下肢部位，这些部位承重久了就会受到伤害。人们行走过度时，常会感到筋肉酸痛，是因为长时间地行走需要大量的血液供应，同时产生代谢性乳酸过多，肝主藏血，亦主筋，长时间的行走消耗了血液，使筋不能得到充分濡养，所以伤及筋。其中久立、久行、久视是过劳，久卧、久坐是过逸。过劳或过逸都会耗伤人体正气，影响脏腑正常生理功能而导致疾病的发生，这就是"生病起于过用"的道理。因此，在劳作中必须要坚持循序渐进、量力而行的原则，注意劳逸适当，时刻保持"形劳而不倦"的状态，才能保证身体的健康无损，切忌逞强斗胜、以妄为常。

（二）防止病邪侵害

虽然影响人体健康长寿的因素很多，但是疾病的侵害无疑是一个重要原因，是导致疾病发生的重要条件，所以除了注重保养人体正气外，"未病先防"是积极预防邪气侵袭从而保护身体的另一个方面。

根据中医学病因学说，致病因素大致可以概括为内因、外因、不内外因三个方面。我们这里所说的邪气即是指外因。人生活在自然之中，自然之六气（风、寒、暑、湿、燥、火）在正常情况下是万物生长的基础条件。而六气的异常变化，则成为导致人体疾病的六淫，成为致病因素。此外，尚有"疫疬之气"等各种外界致病因素的困扰，必然影响人体的生理功能活动，进而产生各种各样的疾病，危及健康。所以要想减少疾病，保持人体的健康状态就要尽可能地回避各种致病的邪气。故《素问·上古天真论》指出"虚邪贼风，避之有时"。就是说大风、大雨、暴热、大旱、大雾、大寒及雷电、日食或月食之日不宜做户外活动。要及时有效地回避"虚邪贼风"，则要求人体必须顺应四时、昼夜阴阳的变化规律，时时顾护阳气。一年之中，春天应该养肝脏，注意保养身体，夏天应该养心，且湿为长夏主气，人体的脾脏与之相应，古人指出"长夏防湿"。中医认为湿为阴邪，好伤人阳气，尤其是脾阳。由于脾脏喜燥而恶湿，一旦受损，则导致脾气不能正常运化，而使气机不畅。所以在夏天要配合饮食以养脾胃，秋天干燥，应该注意养肺，冬天就应该养肾。春夏养阳，使少阳之气生，太阳之气长；秋冬养阴，使太阴之气收，少阴之气藏。

《黄帝内经》明确指出，只有顺应四时、昼夜阴阳变化规律，回避邪气，方能确保阳气安和，有效地拒邪于体外，进而避免各种外感疾病的发生，这是防病治病、养生长寿的关键。

[下篇]

衣食住行

第四章
饮食与养生

    饮食，是保持人体健康的一大要素，饮食营养不仅是维持人体正常生理活动的基本物质，也是提高机体抗病能力，促进生长发育，实现健康长寿的重要物质基础。《汉书·郦食其传》云"民以食为天"就是这个意思。古代养生家、医家早就认识到了饮食与生命的重要关系。他们从长期的实践中认识到，人们在日常生活中如果能够注意饮食方法及饮食宜忌的规律，并根据自身的需要，选择适宜的食物进行补养，就能更有效地发挥维持生命活动的作用。这样不仅可以保证人体健康，还可以提高人体新陈代谢能力，使人益寿延年。长期以来，人们积累了丰富的知识和宝贵的经验，逐渐形成了一套具有中华民族特色的饮食养生理论，在保障人民健康方面发挥了巨大作用，是中医养生学中的一个重要组成部分。所谓饮食养生，就是按照中医传统理论，调整饮食规律，注意饮食宜忌，合理地摄取食物，以达到增进健康、益寿延年的目的。

（一）饮食有节，利身益寿

饮食有节，是指饮食要有节制，这里所说的节制，包含两层意思，一是指进食的量，二是指进食的时间。所谓饮食有节，即指进食要定量、定时。"饮食有节"是上古之人的经验之一。两千多年前管子就曾指出："饮食节，则身利而寿命益；饮食不节，则形累而寿损。"对于老年人来说，节制饮食更是健康长寿的重要措施。因为随着年龄的增长，进入老年期以后，生理功能逐渐减退，机体的新陈代谢水平逐渐减弱，加之活动量减少，体内所需热能物质也逐渐减少。因此，每日三餐所摄入的热能食物也应减少，这样才能更好地维持体内能量的代谢平衡。如果到了老年阶段摄入能量食物过多，势必造成体内能量代谢障碍，造成身体发胖，并可影响心脏功能。这也是诱发高血压、冠心病、动脉粥样硬化等心血管疾病的主要原因。我国古代养生学家认为，谷气胜元气，其人肥而不寿；元气胜谷气，其人瘦而寿。养生之术，常使谷气少，则病不生矣。《黄帝内经》指出："饮食自倍，肠胃乃伤。"现代医学也认为，过食是老年人的大敌。因此，老年人的饮食应当少而精，富于营养又易于消化，多吃新鲜蔬菜、水果，限制高脂肪、高热能食物的摄入量。每餐的食量应适可而止。一般以七八分饱为宜。另外，关于饮食的摄入宜定时的问题，早在《尚书》一书中就有记载，其云："食哉唯时。"按照固定的时间，有规律地进食，可以保证消化、吸收功能有节奏地进行，脾胃协调配合，有张有弛，饮食物则可在体内有条不紊地被消化、吸收，并输布全身。如果不分时间，随意进食，零食不离口，就会使肠胃长时间工作，得不到休息，以致打乱胃肠消化的正常规律，使消化能力减弱、失调，从而食欲逐渐减退，损害健康。我国传统的进食方法是一日三餐，若能经常按时进食，养成好习惯，则消化功能健旺，于身体健康是大有好处的。

（二）进食有时，三餐有别

俗话说得好："早饭要好，午饭要饱，晚饭要少。"《寿亲养老新书》中非常重视晚餐的食量，有"夜晚减一口，活到九十九"的论述。大量实验表明，注意一日三餐合理安排对养生长寿是大有益处的。一日之内，人体的阴阳气血运行随昼夜变化而盛衰各有不同。白天阳气盛而阴气衰，夜晚阴气盛而阳气衰。白天，阳盛，故新陈代谢旺盛，机体活动量也大，需要的营养供给也必然多一些，所以在饮食上，量可略大。夜晚阳衰而阴盛，多为静息入寝，活动量较少，故需要的营养也相对少一些，以少食为宜。早饭宜好，经过一夜睡眠，人体得到了充分休息，精神振奋，欲从事各种活动；但胃肠经一夜时间，业已空虚，此时若能及时进食，体内营养得到补充，方能精力充沛。所谓早饭宜好，即是指早餐的质量，营养价值宜高一些，精一些，便于人体吸收，提供充足的能量。尤宜稀、干搭配进食为佳，这样不仅摄取了营养，也感觉舒适。在食物选择方面，应选择体积小而富有热量的食物。午饭宜饱：午饭是十分重要的，它具有承上启下的作用。上午的活动告一段落，下午仍需继续活动，白天能量消耗较大，应当及时得到补充，所以，午饭宜吃饱。所谓饱，是指要保证一定的量。这是人体进行活动的物质基础。当然，不宜过饱，过饱则胃肠负担过重，不仅影响脾胃功能，也影响人的正常活动，应选择富含优质蛋白质的食物。晚饭要少：晚上接近睡眠，活动量少，故不宜多食，如进食过饱，易使饮食停滞胃脘，引起消化不良，影响睡眠。这就是人们常说的"胃不和则卧不安"的道理。所以晚饭进食要少一些，应吃低热量、易消化的食物。当然，不可食后即睡，晚饭后宜小有活动为佳。大量实验表明，每天早上一次摄入2000卡热量的食物，对体重影响不大，而晚上摄入同样的食物体重就明显增加，使人发胖。因此，一日三餐的合理安排非常重要，分配的比例应该是

3：4：3。有人习惯于早餐吃得很少或不吃早餐，晚餐吃得很多，这对健康是有害的，特别是老年人更应养成晚餐食少、清淡的习惯。

（三）合理搭配，不可偏嗜

饮食的种类多种多样，所含营养成分各不相同，只有做到使各种食物合理搭配，才能使人体得到各种不同的营养，以满足生命活动的需要。因此，全面的饮食结构、充足的营养，是保证人体生长发育和健康长寿的保障。故此，要避免偏食和饮食的单调，否则会产生一系列不良后果。《素问·五常政大论》说："谷肉果菜，食养尽之。"粮食、肉类、蔬菜、果品等，是饮食的主要组成内容，其中，以谷类为主食品，以肉类为副食品，用蔬菜来充实，以水果为辅助。这是科学又朴素的至理名言，人们必须谨记，一定要根据身体客观需要，兼而取之地进食。这样的饮食方式，会供给人体需求的大部分营养，有益于人体健康。如果偏嗜甜食，常可诱发糖尿病；如偏嗜肥肉等荤腥食物，则可使人发胖并可导致高脂血症和动脉硬化；如食物过精细，缺乏膳食纤维，易发生便秘、肥胖、胆石症等，有迹象表明，膳食纤维过低，大肠癌的发病率就会增高。所以要做到膳食合理搭配，主要是粗、细粮混食，做到粗粮细做，干稀搭配；副食最好荤素搭配。在实际生活中，要根据合理搭配这一原则，有针对性地安排饮食，于身体是十分有益的。如：儿童和少年，应多食豆类、肉、蛋及蔬菜，以保证蛋白质、维生素和矿物质的供给。老年人应控制荤食，可适当增加乳食、鸡蛋，并注意多食蔬菜，这有利于防老益寿。

从人的一生来看，少年时处在生长时期，以阳长阴消为主，进食营养应以动物蛋白为主，也就是说要多吃肉，同时要注意饮食结构的阴阳平衡。中年时期，处在生长化收藏的"化"阶段，这一时期人体的阴阳须要维持平衡，所以要保持动、植物蛋白平衡，从而有利于保持身体生长的稳定而延缓衰老。老年时，阳衰阴盛，应以益阳消阴为主，肉类食物常可生痰助热，故老年人进食营养原则应为以植物蛋白为主、动物蛋白为辅。饮食补阳补阴的原则还应因人而异。从个体来看，如果体质属阳性，则应以补阴为主，体质偏阴的，就应以补阳为主。

（四）食宜清淡，避免过咸

古代医学家和养生学家都强调，饮食宜清淡，不宜过咸。食咸味过量，能引起口渴。如饮食过咸，摄入盐量过多，可产生高血压病，进而影响心肾功能。据报道，每日食盐量超过15克以上者，高血压的发病率约为10%。正常人一般每天摄入盐要控制在6克以下。如患有高血压、冠心病或动脉硬化者，必须控制在5克以下。但在盛夏季节，人体因大量出汗，可使体内盐分丢失过多，应注意及时补充。

（五）注意饮食卫生，养成良好习惯

1.食当细嚼，不可狼吞虎咽

细嚼是消化的第一步，咀嚼越细，越有利于消化吸收，因为口腔中的唾液淀粉酶与食物搅拌得越充分，越有利于食物进入胃肠道后的消化吸收。《养病庸言》云：“不论粥饭点心，皆宜嚼得极细咽下。”其好处有三：食物中的营养精华易被人体吸收；稳定情绪，避免急食暴食；保护肠胃，有利于胃、胰、胆等器官消化液的分泌。

暴饮暴食既伤肠胃，亦不利于食物的消化吸收，还容易发生吞、噎、呛、咳等意外，故自古以来，均不主张如此进食。

2.食勿分心

不要一边吃饭一边想其他的事情，如看书、看电视既影响食欲，也影响消化液的分泌，久之可引起胃病。故进食时，应该将头脑中的各种琐事尽量抛开，把注意力转移到饮食上来，更可以有意识地调整主食、蔬菜、肉蛋等花样的搭配比例混杂进食。这样，既可增进食欲，品尝食物的味道，又有助于消化吸收，对胃肠消化功能也有促进作用。所以，两千多年前孔子就提倡"食不言，寝不语"。

3.大渴不大饮

若一次饮水过多，水分迅速进入血液，会增加心脏和肾脏的负担。若饭前大量喝水，还会冲淡胃液，影响食物的消化。所以，即便在很渴的时候，饮水也要适可而止。

4.大怒不食

吃饭时要有愉快的情绪，才能促进胃液分泌，有助于食物的消化。如果盛怒之下勉强进食，会引起胃部的胀满甚至疼痛，还常常会出现一边进食一边呃逆。孙思邈曾说过的"人之当食，须去烦恼"正是此意。古人还有"食后不可便怒，怒后不可便食"之说。说明人的情绪好坏直接影响饮食的吸收消化。愉快的情绪和兴奋的心情都可使食欲大增，胃肠功能增强。这就是古代医家所说的"肝疏泄畅达则脾胃健旺"。反之，情绪不好，恼怒嗔恚，则影响食欲，不利于食物的消化吸收，这也是古代医家所论述的"七情抑郁，情志不舒，则气血紊乱，伤及脾胃，则食不得化"的道理所在。所以在进食前后均宜注意保持乐观情绪，力戒忧愁恼怒，不使其危害健康。

要使情绪舒畅乐观：

①进食的环境要宁静、整洁，这对稳定人的情绪是很重要的。喧闹、嘈杂及脏乱不堪的环境，往往影响人的情绪和食欲，对消化和健康不利。

②进食过程中，不谈令人不愉快的事情，不争吵、不辩论、不急躁。要想令人高兴、愉快的事，造成一种轻松、愉快的气氛。

③进食中，听轻快的乐曲，有助于消化吸收。《寿世保元》中说："脾好音声，闻声即动而磨食。"故在吃饭时，有轻柔松快的乐曲声相伴，有利于增进食欲。

5.饭后不要躺卧和剧烈运动

中医学指出：食毕当行步踌躇……饮食即卧乃生百病。食饱不得速步，登高涉险，恐气满而激，致伤脏腑。俗话说："饭后百步走，能活九十九。"说的就是饭后散步有助于促进消化，对身体有利的道理。古人亦有"饱食勿便卧""食饱不急行"的说法。说的是饭后要活动，但又不宜活动过量；食后便卧会使饮食停滞，食后急行又会使血流于四肢，影响消化吸收功能；只有食后缓缓活动，才有利于胃肠蠕动，促进食物消化吸收。

6.餐后要漱口刷牙

食后刷牙漱口对保持口腔清洁和牙齿健康有益。孙思邈在《备急千金要方》中云："食毕当漱口污，令牙齿不败，口香。"的确，饭后口腔、齿隙间黏附着的食物残渣，在口腔内的细菌、生物酶的作用下，会产生尿素及亚硝酸盐等物质，久而久之会危害身体健康。所以，古人还有"君欲口齿健，饭后茶水漱"之说。不管说法如何，强调的都是饭后要使口腔清洁，可见，食后漱口早已成为我国传统养生保健的内容之一，故此，要养成饭后漱口的良好卫生习惯。

（六）饮食中的五色食疗

五色食疗指药食的颜色与五脏相对应，如：

青入肝、赤入心、黄入脾、白入肺、黑入肾。

青色是肝色，所以青色食品多补肝。如青笋、青菜、青豆等。

赤色是心色，所以红色的食品养心入血，还有活血化瘀作用。如山楂（红果）、西红柿、红苹果、红桃子、心里美萝卜、红辣椒等。

黄色是脾色，所以黄色的食品多补脾。如山药、土豆、黄小米、黄玉米等。

白色是肺色，所以白色的食品有补肺作用。如白果、白梨、白桃、白杏仁、百合等。

黑色是肾色，所以黑色的食品有益肾抗衰老作用。如黑桑椹、黑芝麻、黑米、黑豆、何首乌、熟地黄等。

人体对五味的需求存在着生物钟现象，如一昼夜之间，一年之中和一生之中，对五味的需要，都会随着阴阳的盛衰亏盈而发生周期性的改变。如日中、盛夏及青壮年时期，阳盛灼阴，人体自然地喜食酸凉以敛阴生津；入夜、隆冬及暮年阶段，阴盛阳虚，人又喜食甘温甜食以助阳抑阴，这也是老年人喜欢甜食的原因之一。

（七）饮食宜顺四时

自然界四时气候的变化，对人体有很大影响，故自古以来，我国传统的养生法中即有"四时调摄"之说，其中，饮食也是一个方面。随四时变化而调节饮食，对保证人体健康也会起一定作用。元代《饮膳正要》一书中说："春气温，宜食麦以凉之；夏气热，宜食菽以寒之；秋气燥，宜食麻以润其燥；冬气寒，宜食黍以热性制其寒。"由此可见因四时不同，饮食调摄亦有侧重。春季，万物萌生，阳气升发，人体之阳气亦随之而升发，此时为扶助阳气，在饮食上也须注意，如葱、荽、麦、豉、枣、花生等即很适宜。夏季，万物生长茂盛，阳气盛而阴气弱，此时，宜少食辛甘燥烈食品，以免过分伤阴，宜多食甘酸清润之品，例如绿豆、青菜、乌梅、西瓜等较为适宜，以清热祛暑，酸甘化阴。但热天不宜过分贪凉饮冷，过食生冷，则脾胃受伤。故进食时，应有热食，多吃大蒜，一则防止寒伤肠胃，二则避免腐烂不洁之物入口，三则预防胃肠道疾病。秋季，是果实成熟的季节，天气转凉，气候多燥，在饮食上，要注意少用辛燥食品，如辣椒、生葱等皆要少吃。宜食用芝麻、糯米、粳米、蜂蜜、枇杷、甘蔗、菠萝、乳品等柔润食物。老年人可采取晨起食粥法，以益胃生津。冬季，是万物潜藏的季节，气候寒冷，故宜保阴潜阳，宜食谷、羊、鳖、龟、木耳等食品，选择进食热性饮食，以助人体之阳气。对于体虚年老之人来说，冬季是饮食进补的最好时机。

按照中国人的习惯，立春标志着春季的开始，是一年二十四个节气中的第一个节气，大多在每年阳历的2月4日前后气温逐渐升高，冰冻开始融解，天下万物（包括人体在内）经过冬三月的蛰藏之后，阳气开始上升，万物开始萌发，使人感到一种万象更新的气息。春季的养生之道是顺应这"萌生"的趋势。此时人体内的"肝气"也随之升发，因肝气喜条达，故不宜抑郁而宜疏泄。雨水过后是惊蛰，此后可闻春雷，冬眠的动物开始苏醒、出土，这又是"生"的气息催发的结果。春分时昼夜等长，古人称此为"阴阳各半"。到清明时分，雨量逐渐增多，湿度增加，百草萌芽，春耕大规模地开始了。此时人体内的肝气正旺，凡冬天保养不当者，春天易得温病。一般宿疾如高血压病、哮喘、皮肤病及过敏性疾病等容易在此时复发，也可见患胃、十二指肠溃疡病的患者有因饮食不当而导致胃出血的。故在饮食上应忌发物，诸如虾、竹笋、雄鸡、海鲜等。

根据上述原理，在整个春季里，肝气会旺，而肝气旺容易克伐脾土而引起脾胃病，此时要注意疏肝健脾和胃，可酌情煮服适量的疏理肝气的陈皮、平息肝风的杭菊、柔肝和脾的谷芽等，以调理肝脾使之和谐。在春季，大自然为人类提供了不少野菜，如马兰头、苜蓿、蓬蒿菜等都有良好的清肝明目的作用。正因为此时脾胃容易受损，因此应注意少进难以消化的食物，尤其是老年人更应注意，此时饮酒不宜过量，黏冷肥腻之物如粽子等均应严格控制，以免影响肝脾的正常功能。

夏季，天气炎热，饮食与健康的关系极为密切。饮食得当，就能顺利地过度夏天，如稍不注意，就有可能感染疾病，有损健康。对于老年人来说，夏季的饮食保健就更为重要了。

首先，要注意饮食卫生。夏季气温高，剩饭剩菜容易被细菌污染，最好不吃。可以第二顿吃的也应进行高温处理；生吃瓜果要做到洗净削皮；做凉拌菜时，菜一定要洗净，最好在开水中焯一下；用来切熟食的刀、板要和切生肉、生菜的分开；凉拌时，应放点蒜泥和醋，这不仅能增加食欲，有助于消化，且有杀菌解毒作用，预防肠道传染病的发生。做冷饮时，要用凉开水，不要用生水。夏季，老年人最好不吃小摊上的食品，以免发生腹泻或食物中毒。

夏季气温高，人体神经经常处于紧张状态，某些分泌腺的功能也受影响，因而常出现消化力减弱、食欲不振等现象，故应适当多吃些清淡而易消化的食物，如豆制品、蛋类、乳类、鸡、鱼、新鲜蔬菜、瓜果等，少吃油腻食物。夏季人体水分和盐丢失较多，应多喝水，并适量饮些淡盐水，在早晚喝点稀饭就些适量的咸菜，是我国自古以来的饮食习惯，它既能补充盐分又能增加胃口，至今仍应提倡。

如能在夏天经常喝绿豆汤、赤豆汤，既能防暑清热，又能解毒开胃。经常饮用保健茶，则有解暑热及爽身提神功效。常见的保健茶有：盐茶：用食盐1克，茶叶5克，加开水500毫升，冲泡，凉后饮用，有祛热解暑、补液止渴作用；菊花茶：白菊花5克，用500毫升开水冲泡，凉后饮用，可清热解毒。此外，用冬瓜500克，切块，煮汤3碗，少加些盐调味，1日服3次；用鲜藕250克，白糖适量，共煮水服，每日1剂；藿佩饮：取藿香叶、佩兰叶各5克，加入沸水浸泡，待水温适中便可续水饮用，有醒脾化湿利口之功；陈皮灯心饮：取陈皮10克，灯心草3克，加入沸水浸泡，待水温适中便可续水饮用，有醒脾开胃通利小便之功。上述验方如根据个体情况选择后经常饮用，对年迈体弱或多病的老人，可起到预防中暑开胃强身的作用。

按照中国人的传统，立秋标志着秋季的开始，它在每年8月7日左右。此后，气温开始逐渐下降，空气中的湿度也逐渐下降。秋燥当令，人们往往会有口干舌燥、皮肤干燥、大便干结等一派燥的现象。早秋多温燥，晚秋多凉燥。大自然为人们准备的润燥之品是大量的水果。首先推荐的是梨与甘蔗，其他如荸荠、柚、枇杷也为良好的润燥之物。肺喜润恶燥，这些水果都是润肺的良品。

除了以润燥为食养主要原则之外，减辛增酸以养肝气是其大法。秋属金，味属辛，此时肺气旺，过食辛味会使肺气更旺而伤肝气。故秋季当令的时新鲜水果实为首选之食养佳品。但应注意，长夏湿重的人进入秋季之后顿感精神倍爽，不要误以为上述以水果润燥会人人皆宜，凡脾虚湿重而泄者食之更泄，咳者食之会痰更多，故不要忘记辨体质选饮食的养生原则，对于此类人士，应常服生薏苡仁、苦杏仁、白扁豆之类。

《黄帝内经》中有"秋冬养阴"之说，这是因为人体经春夏发萌长足之后，将进入收藏之时，此时对阴精一类物质的需要量增加，如果阴精充足，则能为入冬后的潜藏提供良好的物质基础，这就是《黄帝内经》所说的"秋令之应，养收之道"。

冬季天寒地冻，人们在日常饮食中要遵循三个原则，即通过调整饮食结构使其起到御寒和防燥的作用。

一要注意多补充热源性食物，增加热能的供给，以提高机体对低温的耐受力。这样的食物包括碳水化合物、脂肪、蛋白质，尤其应考虑补充富含优质蛋白质的食物，如瘦肉、鸡鸭肉、鸡蛋、鱼、牛奶、豆制品等。

二要多补充含蛋氨酸和无机盐的食物，以提高机体御寒能力。因此，在冬季应多摄取含蛋氨酸较多的食物，如芝麻、葵花籽、酵母、乳制品、叶类蔬菜等。另外医学研究表明，人怕冷与饮食中无机盐缺少很有关系。所以冬季应多摄取含无机盐较多的根茎类蔬菜，如胡萝卜、百合、山芋、藕及青菜、大白菜等。钙在人体内含量的多少可直接影响人体心肌、血管及肌肉的伸缩性和兴奋性，补充钙也可提高机体御寒性；含钙较高的食物种类很多，如：牛奶、豆制品、虾皮、海带、发菜、芝麻酱等。

三要多吃富含维生素B$_2$、维生素A、维生素C的食物，以防口角炎、唇炎、舌炎等疾病的发生。寒冷气候使人体氧化功能加强，机体维生素代谢也发生了明显变化，容易出现诸如皮肤干燥、皲裂和口角炎、唇炎等症。所以在饮食中要及时补充维生素B$_2$，这主要存在于动物肝脏、鸡蛋、牛奶、豆类等食物中。富含维生素A的食物则包括动物肝脏、红辣椒、胡萝卜、南瓜、红薯等食物。维生素C则主要存在于新鲜蔬菜和水果中。

根据中医学"五行学说"和"天人相应"观点，在冬天，就吃而言，最能发挥保健功效的莫过于"黑色食品"。如黑米、黑豆、黑芝麻、黑木耳、黑枣、黑菇、黑桑椹、乌骨鸡、乌贼鱼、甲鱼、海带、紫菜等都属于黑色食品。黑色食品之所以适宜在冬天食用，是由天、地、人之间的关系所决定的。在与人体五脏配属中，内合于肾，在与自然界五色配属中，则归于黑，肾与冬相应，黑色入肾。中医学认为，肾主藏精，肾中精气为生命之源，是人体各种功能活动的物质基础，人体生长、发育、衰老以及免疫力、抗病力的强弱与肾中精气盛衰密切相关。"肾者主蛰，封藏之本。"因此，冬天补肾最合时宜。

现代研究表明，食品的颜色与营养的关系极为密切，食品随着它本身的天然色素由浅变深，其营养含量愈为丰富，结构愈为合理，而黑色食品可谓登峰造极。黑色独入肾经，食用黑色食品，能够益肾强肾，增强人体免疫功能，延缓衰老，在冬天进食则更具特色，黑色食品走进冬天最能显出"英雄本色"，可谓是冬天进补的佳肴和良药。与羊肉、狗肉一类温肾壮阳食品不同的是，黑米、黑豆、黑芝麻等黑色食品不仅营养丰富，为诸食品之冠，而且大多性味平和，补而不腻，食而不燥，对肾气渐衰、体弱多病的老人尤其有益。冬天不妨吃"黑"，让黑色食品进入你的餐桌，将会有意想不到的收获。

科学研究发现，冬天的寒冷影响着人体的内分泌系统，使人体的甲状腺素、肾上腺素等分泌增加，从而促进和加速蛋白质、脂肪、碳水化合物三大类热源营养素的分解，以增强机体的御寒能力。由于人体热量散失过多，所以冬天保养应以增加热能为主，可适当多摄入富含碳水化合物和脂肪的食物。

冬季在调整饮食进行御寒的同时，还应同时进行耐寒力的锻炼，从而增强身体对寒冷的适应能力。如忽略了人体本身的生理耐寒力，而一味依赖食物御寒，过多地食用高热能高脂肪的食物及酒类等，可造成和加重心血管病。由于整个冬天人体摄入大量的高热量食物，若不注意，有可能多长出赘肉，会给原来就体胖或心血管功能不佳者带来许多不利影响。因此，冬天应坚持适当的体育活动，如打太极拳、散步、打球等，这样可促进新陈代谢，加快全身血液循环，加强胃肠道对营养的消化吸收与转运，真正达到食而受益的目的。

（八）一日三餐中的误区

误区之一：早点嘛，点一下就行了。

显而易见，上述观点是不对的！

俗话说：早点要吃好，一天精神好。因为早上吃好喝好，就可补足生命的水及营养，这样气充血足，气血才能上升到高巅之处，大脑才灵活，才能目明耳聪。

误区之二：中午饭凑合一下就是了。

这种观点也是不对的！恰恰相反，中午饭不能凑合，中午饭既要吃饱，又要吃好。因为中午阳气盛，生气足，五脏功能处在最佳状态，是消化、吸收营养的最好时候，所以要利用这一时机给人体补充营养，这样可起到事半功倍的效果，才可使下午的精力不减。

误区之三：晚上要吃饱。

这种观点更是不对的！俗话说：晚上如吃少，血脂高不了。

因为晚上处在休息或半休息状态，能量耗损少，尤其睡眠时气血运行缓慢，如果吃得太饱，就会使血液中营养物质浓度增高，造成血液淤积，日子长了，就会引起血管堵塞而后患无穷。

但如果晚上还要继续工作、学习的人又当别论，那就应该吃饱、吃好。

（九）饮食营养固然重要，因人而异不应忽视

在长期的进化中，为适应环境，我国民间形成了南甜北咸东辣西酸的饮食习惯，这是根据所处地域逐渐形成的，是身体的需要、环境的需要，故南北各方不同之人为适应环境，在进化过程中体内消化酶和人体的内环境发生了变化。

我国情况如此，其他国家也因地域、种族、民族习惯的不同而在饮食习惯上存在很大差异，如美洲与我国的地理位置不一样，其种族不同，饮食习惯相差悬殊，他们喜欢吃牛排、奶油等食品，他们的个头长得很魁梧，是他们在进化过程中有了相关的基因并具备了相应的消化酶，如果这些食品让中国人常年地吃，就会有很多人消化不良，连美洲人患脑血管病的病变部位和黄种人或中国人也不完全一样，所以我们的饮食习惯也应符合自身特点。保养身体讲究营养是对的，但种族的区别和民族的饮食习惯更应关注。

如上所述，各种食物、药物的吸收是需要相应的消化酶和内环境的，没有合适的消化酶和内环境，吃什么都不会很好吸收，而会从肠道排出。我国不少老年人因惧怕缺钙和骨质疏松，而长年累月地吃含钙高的食品，大量事实说明，这个庞大的群体并没有因为长年累月地吃含钙高的食品就避免了缺钙和骨质疏松。

吃东西讲究营养固然重要，还要看身体基础状况。食物的属性与体质相对应，就会发挥营养作用。例如：产妇要喝小米粥，是因为产妇体虚，小米粥能温补；上火了要喝大米粥，是因为上火的人身体

有热，大米粥能滋阴养胃；杏子好吃又有营养，有人吃了就流鼻血，是因为杏子属热，体质属火热型的人吃了就会流鼻血；梨虽好吃有营养，有人吃了就腹泻，因为梨子属阴，体质虚寒的人吃了就会腹泻，等。故想通过食物来补养身体，一定要看这种食物的属性是否与自己的身体素质相对应。

第五章
运动与养生

运动养生，又叫中医健身术，是指运用传统的体育运动方式进行锻炼。注重运动锻炼是我国古代养生保健学的一个鲜明特色。早在远古时代，人们就以舞蹈的形式舒展筋骨，祛除病邪。青海出土的新石器时代马家窑文化遗物舞蹈纹彩陶盆内壁绘有五人携手起舞的画面。《素问·移精变气论》描述了在上古时代，人们"动作以避寒"，使"邪不能深入"，意思是人们依靠运动来避寒，使邪气不能侵入体内。《素问·四气调神大论》介绍了"广步于庭"等运动养生法，这种锻炼方法具有形体劳作而不使疲倦，真气因而调顺的作用。《庄子·刻意》说："吹呴呼吸，吐故纳新，熊经鸟申，为寿而已矣。此导引之士，养形之人，彭祖寿考者之所好也。"晋代李颐注："导气令和，引体令柔。"意思是通过调整呼吸可使脏腑经络之气和顺，通过肢体运动可使人体动作柔和协调。汉代张仲景也描述了导引在"四肢才觉重滞"时，"勿令九窍闭塞"的重要作用；湖南长沙马王堆汉墓出土的《导引图》，绘有导引姿式40余种；湖北江陵张家山汉墓出土的竹简《引书》，用文字记述了多种病证的导引方法；隋代巢元方《诸病源候论》转录有导引法260余条；汉代华佗所倡导的"五禽戏"是我国古代最有代表性的健身运动，隋代杨上善称其"近愈痿躄万病，远取长生久视也"；宋代出现的"八段锦"健身操影响也较大，后世所行八段锦、十二段锦、十六段锦都由此衍化而来；明清时期颇为突出的是武术运动得到了很大的丰富和发展。武术是在导引的基础上，出于技击的需要而逐渐形成的，包括徒手拳术和器械操练，具有紧密连贯的套路，有单人练、双人对练、集体同练等多种形式，其矫健优美的姿态、龙腾虎跃的动作，极有利于全身关节肌肉的锻炼，再加上武术特有的防身技击作用，历来为人们所重视，故流传甚广。

运动的发生与发展，与中华文明的产生和发展是相依共存的。古代伦理学家所研究的要点，大致为：第一，孔子儒学的核心及研究目的是要求人的行为与修养相互协调；第二，法家思想的核心及研究目的是要求个人与社会关系相互协调；第三，道家思想的核心及研究目的是要求人与自然相互协调。三家学说的共同点都集中体现在研究并强调整体、平衡、协调。但是我们从系统论的角度看，以上每种学说侧重的方面却不相同：儒学着眼于将人作为一个系统；法学将社会作为一个大系统，人作为其中一个子系统；道学又把系统扩大到自然。现代人研究社会的着眼点在于人类的物质文明与精神文明，这是集儒家、法家和道家学说于一体，因此将上述学说归结叫作"三三合一"理论，即人类协调、自然协调、整体协调，这也是中华天元养生疗法的核心观点。

运动养生理论强调的是上述三个系统的兼顾与协调。我们从儒家、法家、道家各家学说的核心中，都能看到养生理论的模式，但并不是运动养生本身，但这些学说为运动养生的发展提供了极可贵的营养。从另一个角度说，这些学说也是人体最宝贵的实践的总结，是从运动中提炼出的哲学精髓。但运动养生学的内涵远非各家学说的简单总和所能概括，我们强调及所要达到的最终目的，是恢复人的先天元气（元神），达到自我控制、平衡、整体、协调，继而充分发挥人体生命潜力。

运动养生是以肢体活动为主要形式进行自我锻炼来保健强身。这种主动的肢体运动操练方法古代称之为"导引"，常与意念、呼吸、自我按摩等方法相结合，用以锻炼身体，增强体质，调摄精神，舒畅情志，防治疾病。运用这一中华传统养生健身方法进行长期锻炼，有助于人体的气血流通，脏腑经络功能的增强，且能促进儿童、青少年的正常发育和健康成长，可使中壮年保持旺盛的精力与体力，可使老年人达到健康长寿之目的。

运动养生的形式方法多种多样，晋代葛洪《抱朴子·别旨》说："或伸屈，或俯仰，或行卧，或倚立，或蹒蹰，或徐步，或吟，或息，皆导引也。"可分为操术、拳术、械术、游戏等几大类。

操术是单一动作的成套组合，如五禽戏、八段锦、十二段锦、十六段锦、小劳术、易筋经、少林内功、壮腰八段功、体功、祛病延年二十势、练功十八法等。

拳术是动作连贯而紧密的徒手技法操练，如舒缓柔和、轻灵圆活的太极拳；姿式舒展、动作快速的长拳；步稳势猛、刚强有力的南拳；朴实无华、刚健有力的少林拳；动作简练、发力较刚的形意拳；身灵步活、势势连绵的八卦掌；动作紧凑、节奏鲜明的查拳；放长出远、发力顺达的通背拳等。

械术主要借助于特制器械来进行。如勇猛快速、刚强有力的刀术；轻快敏捷、灵活多变的剑术；缠绕圆转、轻灵稳健的枪术；勇猛快速、全身协调的棍术等。

五禽戏

五禽戏是我国古代体育锻炼的一种方法，创始人是东汉末年名医华佗。它比瑞典发明的医疗体操要早一千多年。

一次，华佗看到一个小孩抓着门闩来回荡着玩耍，便联想起"户枢不蠹，流水不腐"的道理，于是想到人的很多疾病都是由于气血不畅和瘀塞停滞而造成的，如果人体也像"户枢"那样经常活动，让气血畅通，就会增进健康，不易生病了。

于是，华佗就专心致志地研究锻炼身体的方法，参照当时古人锻炼身体的"导引术"，不断琢磨改进，根据各种动物的动作，创造了一套模仿虎、鹿、猿、熊、鸟五种动物的拳法。这套拳，模仿猛虎猛扑呼啸，模仿小鹿愉快飞奔，模仿猿猴左右跳跃，模仿黑熊慢步行走，以及模仿鸟儿展翅飞翔等动作，通过这一系列的动作，能清利头目，增强心肺功能，强壮腰肾，滑利关节，促进身体素质的增强。五禽戏不仅具有强身延年之功，还有祛疾除病之效。正如华佗所说："体有不快，起作禽之戏，怡而汗出……身体轻便而欲食。"因简便易学，故不论男女老幼均可选择，待体质逐渐增强后再练全套动作。

五禽戏，其名最初见于《后汉书·方伎传》。华佗五禽戏的具体动作早已失传，后世所传"五禽戏"，实为后人所编，现有流派各有不同的风格和特点。概括起来，有的以模仿"五禽"动作为主；有的着重锻炼"内气"；有的着重练"内"；有的着重练"外"；有的着重练"动"；有的着重练"静"；有的着重练"刚劲"；有的着重练"柔劲"等等。在锻炼的目的上，有的以治病养生为主，有的以壮力强身为主。五禽戏是一种"外动内静""动中求静"的功法，练习时应做到外动内静，动中求静；有刚有柔，刚柔并济；练内练外，内外兼备；有动有静，动静相兼。练五禽戏时，可以单练一禽之戏，也可以选练一两个动作。单练一两个动作时应增加锻炼的次数。

华佗认为："人体欲得劳动，但不当使极耳。动摇则谷气得消，血脉流通，病不得生，譬犹户枢不朽是也。"意思是说，人们需要经常参加各种活动，但应避免过于劳累。经常活动能加快食物的消化，使血液畅通无阻，从而不生病，就好像门的枢轴，经常使其转动，就不会僵涩失灵。他还认为，动则身强，运动可以畅其积郁，舒其筋骨，活其血脉，化其乖暴，缓其急躁。他受熊经、鸟伸、凫浴、虫跃、鸱视、虎顾等锻炼动作的启发，结合自己实践，创造出"五禽戏"。有医学专家认为，猿功固纳肾气，能使头脑灵活，强化记忆；鹿功增强胃气，能固脑益肾，增强体力；虎功扩张肺气，能强筋壮骨，使精力旺盛；熊功舒郁通气，促进消化，有利睡眠；鹤功调和呼吸，疏通经络，增强心脑及全身功能。可见五禽戏能使五脏得到锻炼。所以有不少坚持练功的慢性病患者，如高血压、冠心病、肺气肿、哮喘症等，都有不同程度的好转。

华佗老年时，仍身体健壮、满头黑发、牙齿无缺、步履稳健，恐与他身体力行坚持五禽戏的锻炼有关。他的弟子吴普、樊阿依法锻炼，也活到90多岁。后来兴起的太极拳、八卦掌健身术都是在五禽戏的基础上发展起来的。

华佗认为，"夫五禽戏法，任力为之，以汗出为度"。这就是说，五禽戏也是一种宁静心神、调练气息、动静相兼、刚柔并济的健身活动。因此在习练时，首先要全身放松，情绪要轻松乐观。乐观轻松的情绪可使气血通畅，全身放松可使动作不致过分僵硬紧张，呼吸要注意平静自然，用腹式呼吸，均匀和缓。呼吸时，口要合闭，舌尖轻抵上腭，吸气用鼻，呼气用嘴。要排除杂念，精神专注，根据各戏不同的意守要求，将意念集中于意守部位，以保证意、气相随。

近年来，有学者曾对五禽戏的习练方法进行过整理和研究。他们认为，练虎戏要表现出威武、勇猛的神态，如目光炯炯、摇头摆尾、扑按转掀等，动作刚柔结合，变换自如；虎戏的动作刚猛，有助于增强体力。练鹿戏就要仿效鹿的那种心静体松的舒展姿态，要把鹿的探身、仰脖、缩颈、奔跑、回首等神态表现出来，它有利于舒展筋骨。练猿（猴）戏就要模仿猿的敏捷好动，要表现出纵山跳涧、攀树登枝、摘桃献果的神态，它可以提高人的敏捷度与灵活性。练熊戏要表现出浑厚、沉稳、刚毅的神态，熊看似笨重，实际上在沉稳之中又寓有轻灵之感。故熊戏能克服头重脚轻之感，使人体功能内外协调。练鸟戏主要是仿效仙鹤的昂然挺拔，悠然自得，表现出亮翅、轻翔、独立等动作神态，此能增强肺的呼吸功能。

练五禽戏分三个步骤，第一是肢体动作模仿五禽形象；第二是心意会悟而效其良能，即深刻体会五禽之动作姿势和这些动作的优良功能；第三是存神（意）养气，在入静后，思想集中于守窍，先炼气，然后用"意"想已学会的每一禽兽的姿势动作，肢体随之自发地运动起来。

太极拳

"太极"一词于儒家经典中亦常见之，一般人感觉它与道教相关。的确如此，深入下去会发现，太极拳是运用我国传统道家哲理、阴阳学说和五行八卦演变之法，结合人体内外运行规律，形成的一种刚柔相济、动静相间的健身防卫的优秀拳种，与道教养生有着不可分割的联系。依愚浅见，虽则惯常的道教养生修炼多分内外丹或曰性命双修两大类，太极拳似不能专属其中任一类，而是兼具了二者之长。

许多人从《太极张三丰》一剧知道了太极拳与张三丰相关。诚然如是，但回顾起来，张三丰时并无太极拳之名，并且在他之前几百年已有一些养生家、武术家们集养生术、武术之精华，逐步积累、创编了各家拳术。张三丰集各家大成而创"十三式"（早时的太极拳名），以道教养生学家和各家拳术家的广博学说和深厚功底，在创造太极拳术的同时，根据老子道家学说开创了太极拳拳学理论。又经几代太极宗师（最具代表性的是王宗岳），以《易经》、太极阴阳学说为基础并吸收武、道、释、儒、医等有关理论，逐步积累构成了太极拳拳学体系。之后不同时代的价值观念也影响着太极拳拳理、拳术的发展，太极拳因此体现出一定的时代特征。一般说来太极拳在技击防身、健身养生等方面有非凡功效。但因人们价值取向的不同，对太极拳拳理的哲学理性、拳术的武学结构、功法的养生学特征有所侧重或偏颇，太极拳锻炼的功效也就有所不同。

初期的张三丰是道教隐仙派犹龙六祖，堪称养生学家、生命科学研究者。他根据老子大道及道派养生术创造的"十三式"，以养生为基础，文体武用，融养生与武技于一体。"十三式"的技击、健身功能适合于当时民间御贼保身、健身养生的需要，得以长期广为流传。并先后有过"三世七""先天拳""后天法""长拳""小九天"等不同名目，其拳学体系突出了太极拳的文体武用。约经百年之后才传给王宗岳。王宗岳得张三丰真传，在建立太极拳拳学体系上有重大贡献。著有《太极拳论》，第一次以"太极拳"统一拳名。王宗岳以教书为业，对太极拳的价值取向主要是健身养生。他在《太极拳论》和《十三式歌》中，强调了太极拳注重内外兼修，富有哲理地阐述了太极拳注重意气运动的修炼方法，他告诫后学："详推用意终何在？益寿延年不老春！"

从张三丰、王宗岳再经蒋发、陈长兴（陈式太极拳创始人）传到杨露禅，太极拳的价值取向出现了根本性转换，由此逐渐形成杨式太极拳。杨露禅初学拳时抱着无敌或制敌保身的想法，后到北京教拳，正逢冷兵器作用消退、火器兴起时期，一些知识分子提出"强民身，救弱国"的口号，跟他学拳的一些体弱有病者健壮了。这使杨露禅对太极拳健身作用的认识升华到社会效益高度，由此从"制敌保身"上升到"强民身，救弱国"。价值取向的变化使杨露禅重新学习王宗岳"详推用意终何在？益寿延年不老春"的教导，审视他从陈长兴那里学来的陈式太极拳，并加以研究改革，摒弃了原有套路中的窜蹦跳跃、腾挪闪战等动作，创编出适合于强身健体、身法灵活、步法紧凑的小架太极拳，传其次子班候。又以速度均匀、步法沉稳的中架太极拳，传其三子健候。健候又传其子兆清（字澄甫）。经过杨氏三代人的努力，历时约50年，最后由杨澄甫定型为杨式大架太极拳，从此太极拳回归到文体武用，为走向群众性体育运动铺平了道路。

杨式大架太极拳动作柔和匀缓，姿势舒展大方，无跳跃发力，无高难动作，适合各种年龄层次、不同体质状况的人锻炼，使其成为大众体育的基础。据观察，晨间在公园等处练拳者绝大部分为杨式。

1956年原国家体委就编制了二十四式简化太极拳，1957年又整理推广杨式太极拳（俗称八十八式），并以各种形式大力推广太极拳运动，使太极拳得以普及全国，传布国外，开创了千百万人参加太极拳运动的盛大局面。太极拳的推广，正好适应现代工作节奏紧张的人群和中老年人群的健身需求，太极拳遂成街头公园、健身场地千百万群众的主要健身项目，取得了较好的社会效益。

但是，当今太极拳界看待太极拳的价值仍有不同的取向，太极拳的锻炼功效也因此不同。分析起来，如其人看重功夫，练拳就可能违自然之道而有损养生保健，反之若顺应自然持之以恒，也许不重功夫反功夫超胜，当然这不包括仅以体操式演练太极拳者。从某种意义上说，那早就异化成太极操而非拳。所以尽管群众练太极拳蔚为大观，若练拳者不明拳理不注意调心用意运气，仅比划动作，与道教养生实无多大关系。

太极拳属中华武术的范畴。也可以说是中国医学的组成部分之一。通过练习太极拳可以达到祛病、养生、延年益寿的目的。太极拳是在传统养生法"导引术"和"叶纳术"的基础上发展起来的独特健身运动，主张"以意导气，以气运身"，又具有气功内行功调心的锻炼方法。从而形成了太极拳要意识、呼吸和动作密切结合，"练意、练气、练身"内外统一的内功拳运动，"始而意动，继而内动，再之外动"，并形成刚柔相济、快慢有节、蓄发互变，以内功为统驭的独特拳法。

中医学认为，人是一个有机的整体，由经络贯通上下，沟通内外，内属于脏腑，外络于肢节。太极拳独特的习练方式可使人全身心地放松从而和谐脏腑、调节阴阳、调和气血，有利于经络的疏通。其次，太极拳全身性轻慢松柔的运动，会使周身暖意融融，加大经络传导速度和强度，有助于经络畅通透达，使气血充盈灌注全身，滋养各脏腑组织器官，维持和保护机体功能，提高抗御病邪和自我修复的能力。再者，太极拳运动中，腰部的旋转、四肢的屈伸所构成的缠绕运动会对全身三百多个穴位产生不同的牵拉、拧挤和压摩作用，这实际上是一种自我按摩，能起到类似针刺的作用，能活跃经络、激发经气、疏通经络和调整虚实，加强各组织器官的生理功能。

练太极拳，不同于一般的学习拳式，必须懂得其基本功，必须做到"放松"而使"气道通畅"。肺主一身之气，肺气调则周身气行，故练功必须令其气顺，不可使气道结滞。所以说：练拳不可闭气、使力，总以放松、沉气为主。在练拳时要配合呼吸、配合开合等。由于以上的要求使得人们在练太极拳过程中要注意放松并调整呼吸，每次练拳下来身体微微出汗，增加了体内的新陈代谢，从而使心情舒畅、精神饱满，起到了祛病强身的健身功效。运动生理学告诉我们，任何运动项目必须具有一定的强度，并且是持续时间比较长，才可能对增进人体健康，特别是对人体的循环系统、呼吸系统产生较大的影响。运动强度和持续时间合理地结合，对提高循环系统、呼吸系统的功能是必不可少的。太极拳具有中华优秀传统文化的精髓，它既是武术又是文化，既是健身又是武术，它既练内（心）又练外（体），精气神兼练，既有养生健身价值，又有艺术欣赏价值。

常年坚持练太极拳的人普遍反映大腿粗壮。体育专家认为，大小腿肌肉群的运动，使人体如同增加了许多小水泵，能帮助心脏工作，即减轻了心脏负担，又有利于心血管系统的健康。由于太极拳重视人体下盘功力训练，有利于气血下行，调整人体上盛下衰状态，可防治血压高等病症，有抗衰老的功效。常言道"人老先从腿上老"，中年以上的人往往出现上盛下衰的诸种疾病。美国医学界已把逐年升级的老年人由于跌跤而死亡的现象，列为导致死亡的第三大因素，政府开始拨款支持关于太极拳可防治跌跤现象的科研项目。太极拳近两三年在美国发展特别快，这也是一个重要原因。

从中国传统医学角度来说，"上盛下衰"指的是中老年人肝肾两亏、阴虚阳浮，出现血压升高、心虚失眠、畏寒怕冷、四肢发凉、食滞便秘等症状。患者看上去往往是红光满面，并无病容。然而，由于气血虚亏，腿脚发软，行动不便，走路时间一长，易导致足后跟痛、膝关节发硬、腰酸背疼、浑身乏力等。中医认为，人过四十，肝肾易亏，犹如根枯而叶黄。浇水灌肥应从根本着手，滋肝补肾，乃是养生保健的秘诀。除了服用一些有滋补作用的食品和药品外，重要的是加强人体丹田部位和下肢的运动。因为人体丹田与命门之间（即小腹部位），正是人体吸收和气血循环运行化为精血的最关键最根本的部位。所以增强小腹、腰、裆部及下肢运动正是促进人体消化吸收和气血循环运行的最基本环节。腰脊和腿部力量增强，自然血脉流畅，精神旺盛，长久不衰，从而消除或避免"上盛下衰"诸症。太极拳不仅强调肢体放松，而且练拳全过程都要求精神放松，这样不仅使大脑抑制与兴奋结合，而且它还有利于心态平衡。针对当今生活方式，练习一种或几种太极拳和太极拳器械是一条非常可靠的健康之路，只要每天坚持练拳，就可以使你持久地保持身心健康。

太极拳是非常讲究天人合一、形神合一的养生术，太极拳的动静结合、动中求静、以静御动和虽动犹静的特点，使太极拳更符合运动适度的健身原则。同时太极拳独特的心静用意，使心更易入静，可有效阻断过分亢进和炽烈的七情对气血的干扰，护卫"元神"使其正常发挥其调控人体身心健康的功能。

太极拳是一门源远流长、内容深邃的科学，包含着丰富而独特的习练方法。太极拳不仅继承了中国古老的传统养生之道，而且又以现代科学为依据，得到了发展，从而使其在健身、治病和抗衰老上获得了更大的养生保健功效，具有药物所不及的特殊功效。但是它并非伸手可取，必须要在习练中做到以下几个方面：

首先要做到动作规范，即指身体姿势要符合一定的运动标准，这也是各个套路不管动作怎样千变万化所共同遵循的动作要求。只有身体姿势和动作规范，才有利于"意动身随"，有利于肢体放长，更灵活地表现出端正、疏松、圆润和轻灵等特点，有利于"以静御动""动中求静"和"精神内守"，从而使练拳出现只有意动而不觉形动的虚灵境界，使锻炼进入更高层次，做到由内发于外，且能由外敛于内，巧妙地进行内外交修，达到心身合一。要做到动作规范，首先要做到身体的自然与放松，同时精神也应放松，"神疏"方能"体静"。

太极拳运动采用腹式呼吸方法，要求深、匀、细、缓、长，但初练者不要刻意追求这些，只要采用通顺的自然呼吸就可以了。腹式顺呼吸也是达到腹式逆呼吸的必由之路，腹式逆呼吸会加大躯体神经系统对呼吸的调控，从而对自主神经系统调节内脏机能产生更加良好的影响。但初练者不宜盲目采用这种呼吸方法，否则不仅会顾此失彼影响运动练习，甚至出现憋气等现象。实际上，只要随着动作的熟练，腹式顺呼吸越来越协调，达到腹式逆呼吸只是瓜熟蒂落的事情。太极拳哲理取法自然，不可违背。所以初练者务必遵循呼吸要畅利的原则，切忌急于求成。

太极拳良好的养生保健功效，只有经过长期的锻炼才能发挥出来，首先，太极拳同其他体育项目一样，锻炼效果的出现是一个日积月累的过程，具有身体不练则退的规律。另外，身体的康复和体质的改善是一个缓慢的过程，俗话说"得病如山倒，去病如抽丝"，就是这个道理。太极拳具有健身疗病作用，但不具"立竿见影"之效。

其次，太极拳养生保健功效是"练身、练气、练意"综合锻炼的结果，能掌握太极拳真谛，本身就是一个较为长期的过程。

再次，实践证明，太极拳养生保健功效的获取，贵在坚持习练。每位立志习练太极拳进行养生保健者，都应从中悟出持之以恒的道理，"冬练三九，夏练三伏"，正是体现了练拳的不可间断性。

所谓"功到必成"，是一个战胜自我的过程，也是一个对打太极拳养成习惯、产生兴趣的过程。随着这种转变，一种身心健康的充实感、愉悦感、幸福感会油然而生，工作和生活质量的提高会不期而至，会得到更多的人生乐趣，对太极拳健身、疗疾和抗衰老三大功效会有更深刻的认识和感受。反过来，又会强化练拳的信心和兴趣，最终会使太极拳成为习练者走向健康途中的良师益友。

八段锦

八段锦是由八种不同动作组成的健身术，故名"八段"。因为这种健身功可以强身益寿，祛病除疾，其效果甚佳，有如展示给人们一幅绚丽多彩的锦缎，故称为"锦"。八段锦是我国民间广泛流传的一种健身术，据有关文献记载已有八百多年历史。早在南宋时期，即有《八段锦》专著。明代以后，在有关养生专著中多有记载，如冷谦的《修龄要指》、高濂的《遵生八笺》等书中，都有八段锦的内容。清代的潘伟如在其所著的《卫生要求》中，将八段锦略加改编而成"十二段锦"。此外，尚有"文八段"（坐式）和"武八段"（立式）等不同形式。为了便于推广流传，还有人将其编成歌诀。由于八段锦不受环境场地限制，随时随地可做，术式简单易记易学，运动量适中，老少皆宜，而且强身益寿作用显著，故一直流传至今，是广大群众喜爱的健身方法。

八段锦属于古代导引法的一种，是形体活动与呼吸运动相结合的健身法。活动肢体可以舒展筋骨，疏通经络，与呼吸相合，则可行气活血、周流营卫、斡旋气机，经常练习八段锦可起到保健、防病治病的作用。《老老恒言》云："导引之法甚多，如八段锦……之类，不过宣畅气血，展舒筋骸，有益无损。"

八段锦对人体的养生康复作用，从其歌诀中即可看出。例如"两手托天理三焦"，即说明双手托天的动作，对调理三焦功能是有益的。两手托天，全身伸展，又伴随深呼吸，一则有助于三焦气机运化，二则对内脏亦有按摩、调节作用，能起到通经脉、调气血、养脏腑的效果。同时，对腰背、骨骼也有良好作用。其他诸如"调理脾胃单举手""摇头摆尾去心火"等，均是通过宣畅气血、展舒筋骸而达到养生的目的。八段锦的每一段都有锻炼的重点，而综合起来，则是对五官、头颈、躯干、四肢、腰、腹等全身各部位进行锻炼，对相应的内脏以及气血、经络起到了保健、调理作用，是机体全面调养的健身功法。

🦋 易筋经

"易"，指移动、活动；"筋"，泛指肌肉、筋骨；"经"，指常道、规范。顾名思义，"易筋经"就是活动肌肉、筋骨，使全身经络、气血通畅，从而增进健康、祛病延年的一种传统健身法。相传易筋经是中国佛教禅宗的创始者菩提达摩传授的，梁武帝萧衍时（公元5世纪），达摩北渡到了河南嵩山少林寺，向弟子们传授了易筋经。当时，只是为了缓解一下坐禅修炼的困倦和疲劳，故动作多以伸腰踢腿等通血脉、利筋骨的动作为主，并仿效古代的各种劳动姿势。后来逐渐流传开来，自唐以后，历代养生书中多有记载，成为民间广为流传的健身术之一，新中国成立后，还有《易筋经》单行本出版，足见其为行之有效的方法，广为人民所欢迎。

在古本十二式易筋经中，所设动作都是仿效古代的各种劳动姿势而演化成的。例如：舂谷、载运、进仓、收囤和珍惜谷物等动作，均以劳动的各种动作为基础形态。活动以形体屈伸、俯仰、扭转为特点，以达到"伸筋拔骨"的锻炼效果。因此，对于青少年来说，这种方法可以纠正身体的不良姿态，促进肌肉、骨骼的生长发育；对于年老体弱者来讲，经常练此功法，可以防止老年性肌肉萎缩，促进血液循环，调整和加强全身的营养和吸收，对慢性疾病的恢复，以及延缓衰老都很有益处。

易筋经同样是一种意念、呼吸、动作紧密结合的功法，尤其重视意念的锻炼，活动中要求排除杂念，通过意识的专注，力求达到"动随意行，意随气行"，以用意念调节肌肉、筋骨的紧张力（即指形体不动而肌肉紧张的"暗使劲"）。其独特的"伸筋拔骨"运动形式，可使肌肉、筋骨在柔、缓、轻、慢的活动中得到主动的抻、拉、收、伸效果；长期练功，会使肌肉、韧带富有弹性，收缩和舒张能力增强，从而使其营养得到改善。同时，使全身经络、气血通畅，五脏六腑调和，精力充沛，生命力旺盛。当然，必须长期锻炼才能收到内则五脏敷华、外则肌肤润泽、容颜光彩、耳目聪明、老当益壮的功效。

运动养生贵在坚持，运动健身强调适量的锻炼，要循序渐进，不可急于求成，操之过急，往往欲速而不达。增强体质，防治疾病，并非一日之功，要想收效，必须有一个过程，所以要持之以恒。尤其是取得初步效果时，更要加以坚持，这样才能使效果得到巩固和进一步提高。

运动养生重在适度。要量力而行，循序渐进，持之以恒。不同的运动锻炼方法各有所长，也各有特点，可根据自身情况（如年龄、体质、职业等）、实际需要、兴趣爱好，以及不同的时间、地点、场合而选择适宜的项目。在运动量适当的情况下，所选项目不一定局限于某一种，可综合应用或交替穿插进行。运动量和技术难度应逐渐加大，并注意适可而止，切不可勉强或操之过急。锻炼应在医生或教练的指导下进行，除做脉搏、呼吸、血压的监测外，也可参照"酸加、痛减、麻停"的原则予以调节。

如运动后仅觉肌肉酸楚，抬举活动时稍有胀重感，可继续维持原运动量或按照原计划略加大；如局部稍有疼痛，应减轻运动量或更换运动项目；如出现麻木感，应立即停止运动，并查明原因再做决定。运动量太小则达不到锻炼目的，起不到健身作用；太大则超过了机体耐受的限度，反而会使身体因过劳而受损。孙思邈在《备急千金要方》中指出："养性之道，常欲小劳，但莫大疲及强所不能堪耳。"西方一家保险公司调查了五千名已故运动员的生前健康状况后发现，其中有些人40~50岁就患了心脏病，许多人的寿命竟比普通人还短。这是因为剧烈运动会破坏人体内外运动平衡，加速某些器官的磨损和生理功能的失调，结果缩短生命进程，出现早衰和早夭。

第六章
环境与养生

气候环境与养生

人与气候同呼吸共命运，天是一个大宇宙，人是一个小宇宙。人虽有万物之灵的尊称，但在广袤无际的太虚中，只不过是一个小小的个体而已，然而这个体虽小，却也是一个小宇宙，并且无时无刻不在和浩瀚的宇宙同呼吸共命运……所以大自然与人关系十分密切，尤其是气候对人的疾病、健康起着极重要的作用。

人要修身养性、健康长寿，就必须了解自然界的变化规律及其特点，并积极与之适应，保持与自然界的和谐。

首先，要根据不同地区的气候特点来调节身体，从而达到养生的目的。

南方天气炎热，稍稍运动就会出汗，引起烦躁和疲劳。针对这种状况，南方人宜根据龟、蛇等动物的特点，倡导"人的生命在于静养"。因此，南方人以静养生。北方地区气候寒冷，身体容易冷而僵硬，气血不通，所以北方人就从熊、虎等动物的动作中，发现并总结了"生命在于运动"的道理，从而发明了活动肢体身躯、打通体内气血的运动。中原地区气候四季分明，时冷时热，中原人民便自然地受到南北人民文化习俗的影响，结合中原本土实际情况，发明了动静结合的练功方法。明清以来的太极拳源于中原民间，它就是一种典型的动静结合养生方法。再者，一年有阴阳消长变化，人有生长收藏规律，脉象变动及色泽变动也有规律。《黄帝内经》明确指出："人以天地之气生，四时之法成。"也就是说人体不仅要靠天地之气提供的物质条件而获得生存，还要适应四时阴阳的变化规律才能发育成长。明代大医学家张景岳进一步阐述道：一年之中，春天应该养肝脏，注意保养身体，夏天应该养心，夏天要注意饮食以养脾胃，秋天干燥，应该注意养肺，冬天就应该养肾。说明人体五脏的生理活动必须适应四时阴阳的变化，才能与外界环境交流，保持协调平衡。

《素问·四气调神大论》指出："夫四时阴阳者，万物之始终也。""逆春气则少阳不生，肝气内变；逆夏气则太阳不长，内心空洞；逆秋气则太阳不收，肺气焦满；逆冬气则少阴不满，肾气独沉。"其含义是说人体要随着春、夏、秋、冬四时气候变化来维持生命活动，否则，人体生理节律就会受干扰，抗病能力和适应能力就会降低，即使不因感受外邪而致病，也会导致内脏活动失调而发生病变。具体而言春令属木，肝胆应之，若违背了春生之气，则少阳之气不能生长，就会发生肝气内郁之病患；夏令属火，心脏与之相对应，若违背了夏长之气，则太阳之气不能生发，就会发生心气内虚之病患；秋令属木，肺脏与之相应，若违背了秋令，则太阳不收，肺气焦满；若违逆了冬藏之气，就会发生肾气下泻病。

由此可以看出，四时阴阳变化的规律是万物有生而死、有始而终的根本法则，顺应它就会健康无病，违背它就会患病而夭折。四时养生就是顺应自然规律的养生方法。

🦋 空气环境与养生

空气是人类生存的重要外界环境因素之一。人体与外界环境不断地进行着气体交换，机体从空气中吸入生命活动所必需的氧气，并且在代谢过程中产生二氧化碳排入空气中，以维持生命活动。通常一个成年人每天约呼吸2万多次，吸入空气达1万升，重量相当于13.6公斤，空气进入体内在表面积为60～80平方米的肺泡里，经物理性地扩散，进行气体交换与吸收。因此，空气是否清洁和有否有毒成分，对人体健康有很大影响。

在正常情况下，大气是清洁的。然而人类的活动，特别是现代工业的发展，向大气中排放的物质其数量越来越多，其种类也越来越复杂，从而引起空气成分的变化，以致对人类和其他生物产生不良影响，这越来越引起人们的重视。对于大气中污染物现在还没有准确的统计数字。但是，已经产生危害或受到人们注意的大约有100种。其中，影响范围广、对人类环境威胁较大的是煤粉尘、二氧化硫、一氧化碳、二氧化碳、氟和氟化氢、碳化氢、氨和氯等。全世界每年排入大气中的污染物有6亿多吨，当空气中的污染物达到一定浓度时，会对人体健康产生危害。1952年12月，英国伦敦发生了一次大气污染事件，一周内死亡4703人，比历年同期多死亡3500～4000人。

所谓大气污染，一般认为是指在空气正常成分之外，又增加了新的成分，或原有成分增加，超过了环境所能允许的极限，而使大气的质量发生恶化，对人们的健康和精神状态、生活、工作、建筑物设备以及动植物生长等方面直接或间接地发生影响和危害，这种现象即称为大气污染。空气污染的来源有自然污染和人为污染。自然污染如火山爆发、森林火灾、大风暴等，多半是一时性的；人为污染则是经常存在的，包括交通运输污染、生活性污染、生产性污染。交通运输污染物是指火车、汽车、轮船、飞机等排出的废气，里边含有一氧化碳、氮氧化物、烃类及铅化合物等多种有害物质，是目前在城市中造成空气污染的重要来源。尤其是多排放在近地面的街道空气中，距离人很近，能直接被人吸收，危害更大。生活性污染物主要是炉灶和采暖锅炉排放的烟尘和废气。生产性污染物主要是工矿企业向大气排放的各种污染物，如火力发电厂、冶金厂、炼焦厂、石油化工厂排放的烟尘、二氧化硫、一氧化碳等。我国的燃料以煤炭为主，石油次之。煤的含灰量为10%～30%，石油为0.2%。一般情况下，工厂每烧一吨煤约有11公斤的粉尘和60公斤的二氧化硫排入大气，所以当一个工业城市中大量锅炉集中在局部地区时，造成的大气污染是十分严重的。人们在空气污染不严重时往往不介意，这时混进空气里的各式各样的有害杂质就乘人不备，闯过一道道关口侵入人体。空气污染对人体的危害虽然是缓慢的，但潜在的威胁很大，首先受害的是呼吸器官，由于呼吸道黏膜与污染物的接触面积很大，肺泡总面积达50～100平方米，并富有毛细血管，在这样大的面积上和污染物接触，吸收很快，能引起呼吸系统疾病，甚至全身中毒。其次是消化道，空气中的污染物沉降到水、土壤和食物上，污染了水和食品，进而对消化系统造成了危害。

此外，污染物还可对皮肤、黏膜直接造成危害。若大气受到严重的急性污染，能使居民发生急性中毒。在西方国家，由于大气污染而发生的急性中毒事件，据不完全统计，近年来已有20多次。最严重的一次就是震惊世界的1952年的伦敦烟雾事件，其烟尘浓度最高达每立方米4.46毫克，为平时的10倍；二氧化硫最高浓度达到1.34PPm，为平时的6倍；发病率和死亡率急剧上升，4天中死亡4000人；发生事件的一周中，因支气管炎死亡704人，为前一周的9.3倍；冠心病死亡281人，为前一周的2.4倍；心力衰竭死亡244人，为前一周的2.8倍；肺结核死亡77人，为前一周的5.5倍。此外，肺炎、肺癌、流感以及其他呼吸道患者死亡率都有成倍增长，甚至在事件过后两个月内，还陆续约有8000人死亡。尸体检查所见主要为化学烧灼性的炎症改变和因急性闭塞性换气不全造成的急性组织缺氧。应对措施如下：

1.植树造林，美化环境

人们都有这样的感受，当你在闷热的夏季来到凉爽的海滨或喷水池边时，会感到心旷神怡。雷雨之后，到屋外走一走，也会感到空气清新，呼吸舒畅，其原因是空气中的维生素——阴离子在起作用。阴离子，又叫负离子或轻离子，是一种带负电荷的气体原子。这是空气在受到太阳光中的紫外线照射，宇宙间的宇宙线，以及水、土壤中微量放射性物质的辐射，和闪电、雷鸣、刮风、下雨等其他环境因素的影响下，放出电子，与空气中的氧、氮、二氧化碳等中性分子或原子相结合而形成的带负电荷的阴离子，这种现象就是空气的离子化现象。

阴离子对人体健康极其有利，因为它能调节大脑皮层的功能，振奋精神，消除疲劳，提高工作效率，同时能降低血压，改善睡眠，治疗神经症。空气负离子能使气管黏膜上皮纤毛运动加强，腺体分泌增加，平滑肌张力增高，改善肺的呼吸功能，并具有镇咳平喘的功效。所以，有慢性呼吸道疾病的人在这样的环境中生活是有益的。临床对3000名哮喘病人进行试验的结果表明，阴离子对于20岁以下患者的有效率高达98%，对于40~60岁的患者也有88.3%的疗效。医生们认为，这是任何药物无法达到的效果。此外，空气负离子还可使脑、肝、肾的氧化过程加强，提高基础代谢率，促进上皮增生，增加机体自身修复的能力，加速创面愈合。负离子能提高免疫系统的功能，增强人的抵抗力，刺激骨髓造血功能，对贫血有一定的疗效。也正由于空气中的负离子有上述许多作用，故被人们称为空气维生素。但这些阴离子太娇弱了，它在空气污染的环境里，几分钟甚至几秒钟就会夭折。原因是阴离子本身带电，它一旦跟尘埃等空气污染物接触，电性就会被中和，阴离子也就会消失。尤其在人口稠密、烟雾弥漫的工业城市和通风不良、空气混浊的环境里，阴离子简直难以存身。有人做过测定，在大城市的房间里，每立方厘米的空气里，只有40~50个阴离子；而在街头绿化地带，每立方厘米有100~200个；在公园里可增加到400~600个；郊外旷野，可达到700~1000个；山谷、森林以及瀑布附近，则可多达20000个以上。所以，不难看出，美化环境、植树造林显得多么重要，尤其是由于种种污染破坏了美丽的自然环境，使生态失去了平衡的现代化社会里，人工创造一个良好优美的环境的确有着深刻的现实意义。

造园绿化，是我国劳动人民千百年来的好传统，历代养生学家对于美化环境都有不少论述。清代养生家曹庭栋在其晚年生活中，辟园林于城中，池馆相望，有白皮古松数十株，风涛倾耳，如置岩壑……至九十余乃终。他在《老老恒言》中提倡在院中植花木数十种，不求名种异卉，四时不绝便佳，阶前大缸贮水，养金鱼数尾，并要求事事不妨身亲之。

环境专家认为，绿化造林是防治污染较经济有效的一项措施，因为植物有过滤各种有害毒物和净化空气的显著功能。经测定，一般有绿化的街道，距地面1.5米处空气中的含尘率，比空旷无林地区低一半左右。国外报道，每公顷杉木林，每月可吸收二氧化硫60公斤，玉米和黄瓜叶子吸收二氧化硫能力也很强。加拿大杨、槭树和桂、柳等能吸收苯、醛、酮、醇、醚等有害气体。有调查报告指出，每公顷绿地每天能吸收900公斤二氧化碳，产生600公斤氧气；每公顷森林每天可消耗约1000公斤二氧化碳，产生约730公斤氧气。

此外，绿树还能调节温度。盛夏，街道上温度达33℃~35℃时，树林里只有22℃。严冬，绿化区气温比非绿化区高5%左右。在树林里，人们从不感到暴冷暴热，总感觉到像是生活在宜人的环境里。树林不仅可阻挡风沙，而且还可以其枝叶吸附细菌、病毒、虫卵及微尘。除此，又能分泌挥发性植物杀菌素，杀死病菌，净化空气，减少呼吸道疾病的传染和发生。树林还可吸收噪音，给人以幽静，使紧张的神经系统松弛下来，疲劳也会减弱，对不少疾病还有辅助治疗作用。

树林里氧气充足，绿叶又能吸收强光中的紫外线，由此形成的优美环境，有益于大脑健康，还能保护眼睛。因此，人们形容说：绿林是不收费的疗养院。

2. 发展新能源，减少或防止污染物的排放

新能源在自然界大量存在，我们熟知的太阳能、风能、潮汐能、地热以及氢能、原子核能等，都是干净的新能源。目前，世界上已有的火力发电厂的总装机容量约为10亿千瓦左右。这样庞大的火力发电站能产生巨大的功率，可是，这些功率还不到太阳投送地球功率的十七万分之一。如果改用太阳能发电，按现有功率计算，每年可节约煤炭7.8亿吨。这意味着每年可少排放46000万吨二氧化硫、6240万吨二氧化氮、1560万吨一氧化碳、78万吨致癌力很强的3、4-苯并芘。目前，一些大城市的屋顶，已开始安装太阳能收集器，人们向往的太阳能炊具、太阳能热水器、太阳能空调设备也已试制成功，并将逐步推广应用。

经常从我们身边刮过的风，人们并不介意，可是，哪里知道，地球上的风能比流水的功能还多呢！如果把陆地上的风能转换成电能，那就相当于全部火力发电量的一半。

除积极发展新能源外，减少或防止污染物的措施有：对燃料进行预处理（如燃料脱硫、煤的液化和气化），以减少燃烧时产生污染大气的物质；改进燃烧装置和燃烧技术（如改革炉灶、采用沸腾炉燃烧等），以提高燃烧效率和降低有害气体排放量；采用无污染或低污染

的工业生产工艺（如不用和少用易引起污染的原料、采用闭路循环工艺等）；节约能源和开展源料综合利用；加强企业管理，减少事故性排放和逸散；及时清理和妥善处置工业、生活和建筑废渣，最大限度地减少地面扬尘。

土壤环境与养生

人类生活在地球的生物圈中，土壤是生物圈的重要组成部分。土壤同水和空气一样都是人类发生和发展的重要条件，是人类的重要环境因素之一。土壤是陆生生物着生的基础，也是多种生物的生活介质，人类由土壤取得饮水和动物性或植物性食物，并从事各项生产活动。它是组成环境的各个部分（大气圈、水圈、岩石圈、生物圈）相互作用的地方，物质交换最为频繁，是人类宝贵的资源之一。

土壤环境对人类起作用，人类活动也可以影响土壤环境，它（他）们之间是互相依赖、相互制约、紧密联系在一起的。人类最初开垦土地，主要是从中索取更多的生物量。已开垦的土地逐渐变得贫瘠，人们就向农田补充一些物质——肥料。农田获得肥力，同时也受到了污染。若施用人类粪尿作为肥料，则能保持农田的良好生产性能，但粪尿中的病原体也会随着进入农田，造成土壤污染。产业革命以来，特别是20世纪50年代以来，由于现代工农业生产的飞跃发展，农药、化肥的大量施用，大气烟尘和污水对农田的不断侵袭，已明显影响到土壤的生产性能和利用价值，并逐步对人类产生了不可回避的副作用，甚至使人类受到了伤害，直至21世纪初，才引起大多数人们对土壤污染的注意。土壤污染有以下几类：

第一，城市垃圾和工业废渣引起的污染。这是因为土壤是城市垃圾和工业固体废弃物的主要存放地点，美国每年约有1.3亿吨固体垃圾废弃物堆放到城郊的农田里，英国每年需要处理的家庭垃圾为1500

万吨。城市垃圾堆集成灾，可占用农田，使鼠类、蚊蝇孳生，还可以污染水源、恶化空气。据估计，工业用原料约有50%左右最后变成废弃物，其中约有15%可能是有害的。1970年英国的有关研究证明，对工业固体废弃物的处理，是构成有毒的化学物质污染土壤的一个重要来源。

第二，农药、化肥引起的污染。为了保证粮食及其他农作物增产，农药是必不可少的。但农药虽然能杀灭害虫，却又危害人体。目前造成土壤污染的农药主要是有机氯农药，其他尚有铅、汞、砷等农药制剂以及某些特异性除莠剂。氮、磷等化学肥料，凡未被植物吸收利用和未被根层土壤吸附固定的部分，都在根层以下积累或进入地下水，成为潜在的环境污染物。就拿氮肥来说，不管什么氮肥施进土壤以后，经过一段时间，都会变为硝酸盐存在于土壤中，这些硝酸盐很容易被作物吸收，而且能在作物体内越积越多。硝酸盐对人体是有害的。对于婴儿，特别是6个月以下的婴儿，能直接引起致病性的发绀病。更严重的是，硝酸盐并不稳定，它能还原为亚硝酸盐，进而形成毒性强烈的亚硝胺，而亚硝胺类化合物，是强烈的致癌物质。食道癌、胃癌、肠癌等，都是由亚硝胺引起的。

第三，大气沉降物。大气中的二氧化硫、氮氧化物和颗粒物，通过沉降和降水而降落到地面。大气层核武器的散落物可造成土壤的放射性污染。若雨水酸度增大，还可引起土壤酸化，土壤盐基饱和度降低。由此可知，土壤的污染源十分复杂。

土壤污染主要是指土壤中收容的有机废弃物或含毒废弃物过多，影响或超过了土壤的自净能力，从而在卫生学上和流行病学上产生了有害的影响。其对人体健康的危害主要如下：

被病原体污染的土壤能传播伤寒、副伤寒、痢疾、病毒性肝炎等传染病。这些传染病的病原体随病人和带菌者的粪便以及他们的衣物、器皿的洗涤污水污染土壤。通过雨水的冲刷和渗透，病原体又被带入地面水或地下水中，进而引起这些疾病的水型暴发流行。因土壤污染而传播的寄生虫病（蠕虫病）有蛔虫病和钩虫病等。人与土壤直接接触，或生吃被污染的蔬菜、瓜果，就容易感染这些蠕虫病。

结核病人的痰液含有大量结核杆菌，如果随地吐痰，就会污染土壤，水分蒸发后，结核杆菌在干燥而细小的土壤颗粒上还能生存很长时间，这些带菌的土壤颗粒随风进入空气，人通过呼吸就会感染结核病。

有些人畜共患的传染病或与动物有关的疾病，也可通过土壤传染给人。如患钩端螺旋体病的牛、羊、猪、马等，可通过粪尿中的病原体污染土壤。这些钩端螺旋体在中性或弱碱性的土壤中能存活几个星期，并可通过黏膜、伤口或被浸软的皮肤侵入人体，使人致病。

此外，被有机废弃物污染的土壤，是蚊蝇孳生和鼠类繁殖的场所，而蚊、蝇和鼠类又是许多传染病的媒介。因此，被有机废弃物污染的土壤，在流行病学上被视为特别危险的物质。这些土壤易腐败分解，散发出恶臭，污染空气。

土壤被放射性物质污染后，通过放射性衰变，能产生 α、β、γ 射线。这些射线能穿透人体组织，使机体的一些组织细胞死亡。这些射线对机体既可造成外照射损伤，又可通过饮食或呼吸进入人体，造成内照射损伤，使受害者头昏、疲乏无力、脱发、白细胞减少或增多，发生癌变等。

大量事实说明，土壤污染后，对人体造成的危害是极其严重的，必须做好对土壤的保护，同时采取措施消除土壤中的污染物，或控制土壤中污染物的迁移转化，使其不能进入食物链。

首先，应做好对粪便垃圾的管理。首先应对农村的粪便实行统一管理，实行无害化处理和使用。所谓粪便无害化，主要有：消灭粪便里的寄生虫卵和病原菌，避免污染土壤、水源、空气和周围环境；防止苍蝇与粪便接触，杀死蝇蛆孑孓；结合积肥，促进粪便分解腐熟，防止肥效损失。

其次，要处理好污水。一般来说，应禁止使用未经处理的污水灌溉农田，对灌溉用污水必须进行严格监测，保证灌溉污水符合农田灌溉用水水质标准。

还有，一定要控制化学毒药的使用，合理施用化学农药。对残留多毒性大的农药，应控制使用范围、使用量和次数，大力试制和发展高效、低毒、低残留的农药新品种，探索和推广生物防治作物病虫害的方法和途径，尽可能减少有毒农药的使用。

另外，要做好固体废弃物的处理。一定要防止工业废渣对土壤的污染，最重要的途径是大搞综合利用，进行回收和处理。对于能引起尘土飞扬的废渣堆，应与生活区保持相当距离，中间植树绿化。废渣堆放场不得设在工厂周围的卫生防护距离之内，也不得设在河流取水点上游1000米至下游100米的沿岸水源防护带内。城市生活垃圾应分别收集，最好将有机垃圾与无机垃圾分开，分别进行无害化处理。

❀ 水环境与养生

水是人类生命不可缺少的物质。在正常情况下，一个人一昼夜需水2500毫升左右。除随食物摄入和营养物质在体内氧化产生的部分水分外，单是饮水每天就需要1500毫升左右。水不仅能满足人体正常生命活动的需要，还是人体营养物质的重要来源之一。人们经常饮用含有钙、钠、铁等多种微量元素的水，对保护身体、治疗某些疾病都是十分有益的。李时珍的《本草纲目》中专列药食用水40多种，并提出选用水要谨慎，"人赖水以养生，可不慎所择乎"。《保生要录》说："土厚水深则不易病，土坚润水甘美。"可见，饮水与健身祛病的关系十分密切。

　　饮用水必须是清洁的、卫生的，要符合国家规定的水质标准，满足以下基本卫生要求：感官性状良好，透明、无色、无臭、无异味；不含病原体和寄生虫卵；不损坏或污染衣物，不使食物变质；其中含的细菌数、重金属数以及硬度都在国家规定的标准以内。但由于工业发展和人口增长，工业和生活废弃物大量产生，再加之农药和化肥广泛应用，使水源受到污染的机会增加。人若饮用或接触大量受污染的水，就会给身体带来一定的危害，如引起肠道传染病、寄生虫病以及重金属中毒等。根据污染内容不同、可分为两大类：

　　①病原微生物污染：肉类加工、制革、洗毛等工业及医院等部门排放未经处理或处理不严的污水，使水源含有病原微生物如细菌、病毒、支原体、钩端螺旋体、寄生虫等可以引起水传染病的发生和流行，如霍乱、伤寒、痢疾、病毒性肝炎、脊髓灰质炎、病毒性肠炎等。常见的寄生虫病，如阿米巴痢疾、血吸虫病、蛔虫病等，均可通过水传播。

　　②化学污染：水源受化学物质污染的种类和程度与工业的发展、"三废"治理等有密切关系。目前污染水源的化学物质的主要有：

　　无机盐类：如酸、碱、无机盐、硫化物等，它们来源于金属加工、制药、制革、纺织、造纸、炼油、化肥、冶炼等工业。

　　金属类：如汞、镉、铅、铬等，可来源于化学实验、造纸、涂料、电镀、冶炼等工业。

　　难分解的有机物类：如有机氯农药、多氯联苯、多环芳烃、芳香胺等，来源于农田排水、多氯联苯的工业、合成树脂、煤气炼焦、染料、合成橡胶、塑料、制药等工业。

　　其他化学物质：如铀、钚、锶、铯等，来源于原子能工业。

　　以上未经处理或处理不当的工业废水和生活污水排入水中，数量超过水体自净能力，就会造成水体污染，对人体健康产生影响。

第一，引起急性和慢性中毒。如汞中毒（水俣病）、镉中毒、砷中毒、氰化物中毒、农药中毒、多氯联苯中毒等。铅、钡、氟等也可对人体造成危害，这些急性和慢性中毒是水污染对人体健康危害的主要方面。

第二，致癌作用。某些有致癌作用的化学物质，如砷、铬、镍、铍、苯胺和其他的多环芳烃、卤代烃污染水体后，可以在悬浮物、底泥和水生生物体内蓄积。长期饮用含有这类物质的水，或食用体内蓄积有这类物质的生物，就可能诱发癌症。美国俄亥俄州以地面水为饮用水源的居民，患癌症的死亡率较饮用以地下水为水源的居民高。这是因为地面水受污染较地下水重。

第三，发生以水为媒介的传染病。人畜粪便等生物性污染物污染水体，可能引起细菌性肠道传染病，如伤寒、副伤寒、痢疾、肠炎、霍乱、副霍乱等。肠道内常见病毒如脊髓灰质炎病毒、柯萨奇病毒、致肠细胞病变人孤儿病毒、腺病毒、呼肠孤病毒、传染性肝炎病毒等，皆可通过水污染引起相应的传染病。某些寄生虫病，如阿米巴痢疾、血吸虫病、贾第虫病等，以及由钩端螺旋体引起的钩端螺旋体病等，也可通过水污染传染。

第四，间接影响。水体污染后，常可引起水的感官性状恶化，如某些污染物在一般浓度下，对人的健康虽无直接危害，但可使水发生异臭、异味、异色，呈现泡沫和油膜等，妨碍水体的正常利用。铜、锌、镍等物质，在一定的浓度下能抑制微生物的生长和繁殖，从而影响水中有机物的分解和生物氧化，使水体的天然自净能力受到抑制，影响水体的卫生状况。

可见，水污染给人体健康造成的后果是极其严重的，必须彻底纠正。防止水污染的具体措施是：

①选择良好的水源：集中式水源首先要有良好的水质，水源水质

应在经过普通净化和消毒后，能完全符合国家生活用水的水质标准。在水质良好的前提下，必须要有充足的水量。在选择水源时，应注意取水点的卫生防护，为了避免污染，取水点应设在城镇及工矿企业的上游，在水的净化消毒设备方面也应考虑简便。但不论水源水质如何，均须设水源卫生防护带，防止水源水质受到污染。在选用地面水时，取水点半径的100米水域内不得停靠船只、游泳、捕捞等以免污染水源；在取水点上游1000米及下游100米的水域内，不准排入工业废水和生活污水。若是选用地下水为水源时，主要防止地表面受到污染，因为大肠菌类可以渗入土层1～2米，并向水平面扩散约至25米。目前，在人口散居的农村尚无集中式给水的设备。但分散式给水也应满足卫生要求，保证给水水质良好。在农村有条件的地区，应尽量选择地下水作为饮用水源，可挖掘水井或利用泉水。地面水如江河、溪、湖、塘水等是农村常用的水源，最易受到污染，水质较差，常要采取一些措施改善水质。分散式给水应该同样满足一定的卫生要求，为了达到这个目的，必须对水源进行卫生防护。其中井水是分散式给水形式中水质较好的一种，但是在防护不当时，同样可使水质恶化，影响用水者的健康。一般来说，水井需选择在地势较高处，要有一定的坡度，以便排出积水。在水井周围30米以内不得有厕所、粪坑、污水沟、渗水坑、牲畜圈等污染源。此外，井的构造对保护井水提高水质也有极大帮助，因此井壁应采用坚固耐用、不透水的材料建成，防止周围泥土塌陷，离地3米以内接缝要严密，以防渗水。井底须填砂石，以便淘洗。在井口修建井栏，防止污物掉入或污水流入。井栏需高出地面0.5米。井周1～3米半径以内的地面，用不透水材料砌成有坡度的井台，以防地面水渗入井内，边缘修砌排水沟，便于排除污水。为了防止污物及灰尘落入井内，可设井盖，不取水时要盖严。

若选择泉水作为饮用水，为防止泉水受污染，可在泉水出口处建筑水池，密闭，装水龙头取水，以保水质良好。

若不得已，需选择地面水作水源时，必须采取多种措施来改善水质。在以江河水为水源时，必须保证取水点附近没有厕所、污水坑、垃圾堆等污染源，取水点应设挑水码头和跳板。在以池塘水为水源时，应划分饮水塘和用水塘；如仅有一个塘时严禁在塘里洗刷污物及放养家禽之类，同时必须严禁污水排入塘里。

②减少废水和污染物的排放量：据统计，世界上每年约有4200亿吨污水排入天然水中，使55000亿立方米的水受到污染；每年约有5亿人因水源卫生条件差而生病，约有1000万人死于饮水不净引起的各种传染病。20世纪70年代以来，解决水污染的有效方法是发展工业的和区域的循环用水系统，这种方法对于缺水的城市和工矿区效果特别显著。在防治工业废水污染方面，不是消极处理已产生的废水，而是消除产生废水的原因。主要措施是：节约用水，规定用水定额，减少新鲜水用量；废水的重复利用，或在许可的条件下，废水经处理后注入地下；改善生产工艺和管理制度，发展不用水或少用水的生产工艺（如用汽化冷却代替水冷却，干法熄焦等）。同时还要采用无污染或少污染的新工艺，合理安排生产，制定物料定额，减少污染物排放量。

③关于酸雨问题：酸雨，就是指雨水的酸碱度低于中性。进入20世纪50年代以来，雨水的酸性越来越强。众所皆知，食醋的味道是很酸的，它的pH值一般为3，而有些酸雨的酸度比食醋还大。酸雨的危害性是很大的，它落入土壤，能够酸化土壤，影响农作物生长。其降落到湖中，可使湖水变酸，以致毒死鱼类。美国阿迪龙达克山区的200多个湖泊中，现今已有半数左右已经没有鱼了。此外，酸雨还能使林木生长减缓，产量减少，影响整个生态平衡，影响人体健康。

酸雨的形成是一种复杂的大气化学和大气物理现象。在工业生产发展迅速的地方，终年累月燃烧着煤、石油或石油产品，这些燃料在燃烧过程中，释放出大量的二氧化硫，飘散在空气中。它们在阳光、水汽、飘尘的作用下，发生了一系列复杂的化学反应，转变成颗粒极其细微的硫酸和硫酸盐。这些小颗粒长年在空气中飘荡，一旦遇到降雨，便随雨而下，就成了酸雨。酸雨已成为当前全球性的环境污染问题之一，如果不对酸雨采取措施，它对环境造成的危害将不堪设想。

控制酸雨的根本措施是减少二氧化硫和二氧化氮的人为排放量。瑞典等国试验在已酸化的土壤和水体中施加石灰，在短期内曾取得较好的效果。

❀ 地理环境与养生

地理环境对人的寿命有直接影响。《素问·五常政大论》云："一州之气，生化寿夭不同，其故何也?岐伯曰：高下之理，地势使然也。崇高则阴气治之，污下则阳气治之。阳胜则先天，阴胜则后天，此地理之常，生化之道也……高者其气寿，下者其气夭，地之小大也，小者小异，大者大异。"此指居住在空气清新、气候寒冷的高山地区的人多长寿，而那些住在空气污浊、气候炎热的低洼地区的人则寿命相对较短。

选择养生的地理环境，最理想的居处是阳光充足、空气清新、水源洁净、土壤肥沃、景色秀美的自然环境。在地理环境的选择上，唐代医家孙思邈在《千金翼方》中提到："山林深远，固是佳景……背山临水，气候高爽，土地良沃，泉水清美……若得左右映带岗阜形胜最为上地，地势好，亦居者安。"良好的地理环境不仅是人类物质生活的可靠保证，而且是人体健康不可缺少的条件。自古以来，僧侣的庙宇或皇族的行宫多建筑在环境幽静、林木茂盛的山上，或在碧波环绕、水天一色的海岛上，说明人们在地理环境与养生的关系上，早已达到相当高的认识水平。

如今我们会对住宅的环境进行绿化和美化，以改善我们的生活环境，以利于养生。古人对此也有很多论述。唐子西云："有轩数间，松竹迷道，庭花合围……以释忽忽之气自妙。"《山家清事》云："择故山滨水地，环篱植荆，间栽以竹，余丈，植芙蓉三百六十，入芙蓉三丈，环以松梅，入此余三丈。重篱外，芋栗羊枣桃李，内植梅……客至具蔬食酒核，暇则读书课农圃，毋苦吟以安天年。"又引述说："武陵儒者苗彤，事园池以接宾客，建'野春亭'，内中杂植山野花草，五色错杂。"上述摘引的古人美化环境以养生的共同之处，都在于创造一个树木环绕、郁郁葱葱、鲜花盛开、千姿百态的住宅环境。这样的环境可以使居住者心旷神怡，置身于大自然的纯朴美和自然美之中，为生活增添无限乐趣，从而达到养生怡性、延年益寿的目的，实为后人养生的楷模。

居住环境与养生

人生大约有一半以上的时间是在住宅环境中度过的。因此，如何从实际出发，因地制宜选择住宅和营造房屋，创造一个科学合理、舒适清静的居住环境，对保障身心健康、延年益寿是非常重要的。

自古以来，我国人民就十分重视选择住宅环境，认为适宜的住宅环境不仅能为人类的生存提供基本条件，还能有效地利用自然界中对人体有益的各种因素，使体魄强健、精神愉快。历代学者在这方面做过不少独到的研究工作，如《太平御览》专列"居处"一章，《遵生八笺》也有"居室安处"条目，专门论述这个问题。

优美的环境令人向往。但什么样的环境才是优美的环境，什么样的环境对人们的健康有益处？这是人人关心的问题。

科学家们考察了世界上一些长寿老人聚居的地方，发现长寿的奥妙除与他们的生活条件、饮食、起居、劳动等多方面因素密切相关外，优美的环境也实在是长寿者的重要条件。俄罗斯的高加索，南美的安第斯以及保加利亚南部，是长寿老人较多的地方。这些地方都是环境优美的胜地。其共同特点是：环境幽静，空气清新，几乎没有工业"三废"的污染，居住较分散，传染病也极少流行。秀丽的地理风光，形成了优美的生活环境，人们生活在这样良好的环境里，心情自然舒畅，情绪格外饱满。

我国广西壮族自治区巴马瑶族自治县，是著名的长寿地区。据老年医学综合考察队的报告，长寿的主要因素之一是环境幽静，空气清新。该县位于桂西北，海拔435～689米，境内石山延绵，人们居住分散，来往较少，极不易患传染病。那里的气温、湿度、气压均较低，有茂密的森林，凉爽的气候，山涧泉水不断。因远离闹市，人口密度低，基本没有"三废"污染，也无噪音干扰，空气新鲜并含有较多的负离子，饮水也极为清洁，这种种因素均能促进人体的新陈代谢，调节机体功能，有利于健康长寿。

以上我们谈的是农村的大环境，但对于许多城里人来说，是可望而不可及，因此，必须重视居室外小环境的美化。在条件好的庭院里，可以造点假山假石，或挖一个小水池，在池中养些金鱼、水草或睡莲，也可以在院内空地中央用竹篱、砖或小铁丝网围成一个小"庭院花圃"，种上形态各异、色彩夺目的花草，以供四季观赏。也可在院内的空地上种些花草树木，搭个绿棚架，种些葡萄、丝瓜、南瓜等。在夏天，白日可遮蔽烈日，老老小小在葡萄架下、树荫下休息，夜晚，可在院子里乘凉赏月，愉快地进行感情交流。

还应大力提倡在宅院四旁种植花木。如种一些乔木、灌木，像白杨树、槐树等。不但美化了住宅，而且夏天能降低宅温3℃～4℃，茂密的枝叶又可阻挡灰尘和减低噪音。柳树是一种很好的风景树，垂柳依依，招人喜爱。柳树的粗根少、细根多，不影响墙基。一棵五年以上的柳树，每天可吸收地下水一吨，因此，栽植柳树可降低室内湿度，使地面干燥，人住在这样的室内会感到舒适，能避免患关节炎、风湿病等。大诗人白居易曾这样赞美柳树："大业年中汤天子，种柳成行傍流水，西自黄河东接淮，绿影一千五百里。"可见，栽柳绿化环境大有益处，又给人以美的享受。

对于在高层居民楼里的人们，应充分利用阳台和窗台绿化，把这些地方装饰成"袖珍花园"。花坛的大小可随阳台面积大小而定，一般为宽15～20厘米、深20厘米，池内放入适宜花卉生长的沃土，然后种上一年或多年生草本植物，如天竺葵、牡丹、月季、玫瑰、海棠、水竹、兰花、万年青等。窗台可放盆花和攀援植物，如海棠、茉莉、文竹、牵牛花、蔷薇等。等到花开时节，垂花朵朵，招蜂引蝶，可为生活环境增添诗意。

以上论述了环境与人的生命活动的密切关系，由此可以看出，环境对于人来说是多么的重要。人们要想"尽终其天年"，必须要有安定繁荣的社会环境、优美的自然环境以及良好的居住环境，因为环境是人类生存和发展的基本条件。生命活动的基本条件都保证不了，人们又怎么能够长寿呢？

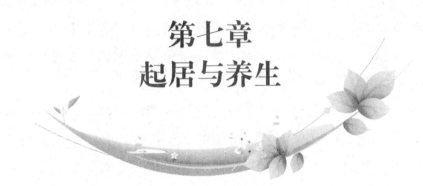

第七章
起居与养生

起居调摄主要指对日常生活中各个方面进行科学安排及采取一系列健身措施，以达到祛病强身、益寿延年的目的。

起居调摄所包含的内容很多，衣食住行、站立坐卧、苦乐劳逸等养生措施都属起居调摄范畴。本章只介绍起居有常、劳逸适度、服装顺时适体和排便保健法四个方面。

起居有常

起居有常主要是指起卧作息和日常生活的各个方面有一定的规律并合乎自然界和人体的生理常度。它要求人们起居作息、日常生活要有规律，这是强身健体、延年益寿的重要原则。

（一）合理作息的保健作用

古代养生家认为，人们的寿命长短与能否合理安排起居作息有着密切的关系。上古的人，会遵循自然界变化的规律，遵照正确的养生方法，饮食有节制，起居有规律，不过度操劳，因此，脏腑实体的健康程度与身体功能活动的外在表现相符合，这样就可以活到人类自然寿命的期限，度过百岁才去世。现代的人，可不是如此，把酒当作饮料，采取反常的生活方式，日夜颠倒也习以为常，酒醉后肆行房室，这样枯竭精气，耗散真气，不懂得保持精气神的充满，不善于调养精气，最后就贪图一时的快乐而违背养生的乐趣，因为"起居无节"，所以差不多五十多岁就已经不健康了，动作也不行了。

《素问·生气通天论》说："起居如惊，神气乃浮。"清代名医张隐庵说："起居有常，养其神也，不妄作劳，养其精也。夫神气去，形独居，人乃死。能调养其神气，故能与形俱存，而尽终其天年。"这说明起居有常是调养神气的重要法则。神气在人体中具有重要作用，也是人体生命力的外在表现。人们若能起居有常，合理作息，就能保养神气，使人体精力充沛，生命力旺盛，面色红润光泽，目光炯炯，神采奕奕。反之，若起居无常，不能合乎自然规律和人体常度来安排作息，就会出现面色不华，精神萎靡，目光呆滞无神，天长日久则神气衰败，生命力衰退。

古代养生家认为，起居作息有规律以及保持良好的生活习惯，能提高人体对自然环境的适应能力，从而避免发生疾病，达到延缓衰老、健康长寿的目的。

现代老年医学对人类衰老变化与衰老机理的研究认为，不同种属的生物具有不同的寿命期限，这种期限与遗传有关。每种生物的寿命在遗传基因中都按出生、生长、发育、成熟、衰老、死亡这一过程，预先做了程序安排。这种生命过程的安排，被称为"生命钟"，即按"生物钟"的规律演变展现一系列的生命过程，它决定着生物寿命的长短。虽然人体后天的周期性节律变化受生物钟的控制，但更为现实的是在于训练和培养。人类大脑皮层是机体各种生理活动的最高调节器官，而大脑皮层的基本活动方式是一种条件反射。这种条件反射是个体在生活中获得的，它是一个逐步建立的过程，有着明显的个体差异，这一过程的建成和巩固与生活作息规律有着密切关系。条件反射一经建成，其活动就会相对稳定，并且具有预见性和适应性。而条件反射还可以随环境因素的变化而消退或重新建立，这样就提高了人体对环境的适应能力。有规律的作息行为可以在大脑神经中枢建立各种条件反射，并使其不断巩固，形成稳定的良好的生活习惯。一系列条件反射，又促进人体生理活动有规律地健康发展。可见，养成良好的生活作息规律是提高人体适应力，保证健康长寿的要诀之一。

（二）生活作息失常的危害

《黄帝内经》告诫人们，如果"起居无节"，便将"半百而衰也"。就是说，在日常生活中，若起居作息毫无规律，恣意妄行，逆于生乐，以酒为浆，以妄为常，就会引起早衰以致损伤寿命。现代研究认为，人体进入成熟以后，随着年龄的不断增长，身体的形态、结构及其功能开始出现一系列退行性变化。例如适应能力减退、抵抗能力下降、发病率增加等，这些变化统称为老化。老化是一个比较漫长的过程，衰老多发生在老化过程的后期，是老化的结果。生理性衰老是生命过程的必然，但仍可通过养生延缓衰老；病理性衰老则可结合保健防病加以控制。有些人生活作息很不规律，夜卧昼起没有定时，贪图一时舒适，四体不勤，放纵淫欲，其结果必致加速老化和衰老，并进而导致死亡。

葛洪在《抱朴子·极言》中指出："定息失时，伤也。"生活规律破坏，起居失调，则精神紊乱，脏腑功能损坏，身体各组织器官都可产生疾病。特别是年老体弱者，生活作息失常对身体的损害更为明显。据现代研究资料表明：在同等年龄组内，退休工人比在职工人发病率高达三倍之多。说明只有建立合理的作息制度，休息、劳动、饮食、睡眠皆有规律，并持之以恒，才能增进健康，尽终其天年。

（三）建立科学的作息制度

人生活在自然界中，与之息息相关。因此，人们的起卧休息只有与自然界阴阳消长的变化规律相适应，才能有益于健康。例如，平旦之时阳气从阴始生，到日中之时，则阳气最盛，黄昏时分则阳气渐虚而阴气渐长，深夜之时则阴气最为隆盛。人们应在白昼阳气隆盛之时从事日常活动，而到夜晚阳气衰微的时候，就要安卧休息，也就是古人所说的"日出而作，日入而息"，这样可以起到保持阴阳运动平衡协调的作用。又如，一年之中，四时的阴阳消长，对人体的影响尤为明显。因此，孙思邈说："善摄生者卧起有四时之早晚，兴居有至和之常制。"即根据季节变化和个人的具体情况制定出符合生理需要的作息制度，并养成按时作息的习惯，使人体的生理功能保持在稳定平衡的良好状态中，这就是起居有常的真谛所在。

有规律的周期性变化是宇宙中的普遍现象，从天体运行到人体生命活动，都有内在规律或称节律。现代医学已证实，人的生命活动都遵循着一定周期或节律而展开。如人的情绪、体力、智力等也都有一定的时间规律，体力、情绪和智力的节律周期，分别为23、28和33天，每个周期又分为旺盛和衰退两个阶段。人的体温总是凌晨2～6时最低，下午2～8时最高；脉搏和呼吸是清晨最慢，白天较快；血压也是白天高、夜间低。

规律的生活作息能使大脑皮层在机体内的调节活动形成有节律的条件反射系统，这是健康长寿的必要条件。培养规律生活习惯的最好措施是主动地安排合理的生活作息制度，做到每日定时睡眠、定时起床、定时用餐、定时工作学习、定时锻炼身体、定时排大便、定期洗澡等。把生活安排得井井有条，使人们生机勃勃，精神饱满地工作、学习。这样，对人体健康长寿是大有益处的。

❀ 劳逸适度

（一）劳逸适度的保健作用

劳和逸之间具有一种相互对立、相互协调的辩证统一关系，二者都是人体的生理需要。人们在生活中，必须有劳有逸，既不能过劳，也不能过逸。孙思邈《备急千金要方·道林养性》说："养生之道，常欲小劳，但莫大疲及强所不能堪耳。"即养生之道的关键是劳逸结合，主张劳逸要相互中和，有欲有节。古人主张劳逸"中和"，有常有节。长期以来的实践证明，劳逸适度对人体养生保健起着重要作用。

1.调节气血运行

在人生过程中，绝对的"静"或绝对的"动"都是不可能的，只有动静结合，劳逸适度，才能对人体保健真正起作用。适当劳作，有益于人体健康。经常合理地从事一些体力劳动有利于活动筋骨，通畅气血，强健体魄，增强体质，能锻炼意志，增强毅力，从而保持了生命活动的能力。

现代医学研究认为，合理的劳动对心血管、内分泌、神经、精神、运动、肌肉等各个系统都有好处。如劳动能促进血液循环，改善呼吸和消化功能，提高基础代谢率，兴奋大脑皮层对机体各部的调节能力，还能调节精神。

适当休息也是生理的需要，它是消除疲劳、恢复体力和精力，调节身心必不可缺的方法。现代实验证明，疲劳能降低生物的抗病能力，易于受到病菌的侵袭。有人给疲劳和未疲劳的猴子同时注射等量病菌，结果发现疲劳的猴子被感染得病，另一方却安然无恙，这说明合理休息是增强机体免疫能力的重要手段。

2.益智防衰

所谓"劳"，不光指体力劳动，还包括脑力劳动，科学用脑也是养生保健的重要方面。科学用脑，就是用脑的劳逸适度问题，它要求人们勤于用脑，注重训练脑力的功能和开发其潜能，又要注重对脑的保养，防止疲劳作业。在实际生活中，许多人由于惰性的原因，往往容易犯"懒于动脑"的毛病。因此，应大力提倡善于用脑，劳而不倦，保持大脑常用不衰。

现代研究证明，一个人经常合理地用脑，不但不会加速衰老，反而有防止脑老化的功能。实验证明，在相同年龄组的人群中，经常用脑和不用脑的人相比，能够经常合理用脑的人脑萎缩少，颅腔内非占用空间体积小。因而得出结论，经常合理用脑可以预防衰老，增加智力，尤其是能够预防老年痴呆。

（二）劳逸失度的害处

劳动是人类生存与生活的第一需要，但劳伤过度则可内伤脏腑，成为致病原因。《庄子·刻意》指出：形体劳累而不休息就会疲乏不堪，精力使用过度而不止歇就会元气劳损。又如《素问·宣明五气》说："五劳所伤，久视伤血，久卧伤气，久坐伤肉，久立伤骨，久行伤筋。"说明劳役过度、精竭形弊是导致内伤虚损的重要原因。李东垣在《脾胃论》中提出，劳役过度可致脾胃内伤百病由生。《医宗必读》说："后天之本在脾。"因而脾胃伤则气血亏少，诸疾蜂起。叶天士医案也记载，过度劳形奔走，驰骑习武，可致百脉震动，劳伤失血，或血络瘀痹，诸疾丛集。人到老年，气血渐衰，尤当注意劳逸适度，慎防劳伤。贪逸无度，气机郁滞。过劳伤人，过度安逸同样可以致病。清代医家陆九芝说："自逸病之不讲，而世只知有劳病，不知有逸病，然而逸之为病，正不少也。逸乃逸豫、安逸之所生病，与劳相反。"《黄帝内经》中所提到的"久卧伤气""久坐伤肉"，即指过度安逸而言。张介宾说："久卧则阳气不伸，故伤气；久坐则血脉滞于四体，故伤肉。"缺乏劳动和体育锻炼的人，易出现气机不畅，升降出入失常。升降出入是人体气机运动的基本形式。人体脏腑经络气血阴阳的运动变化，无不依赖于气机的升降出入。贪图安逸，不进行适当的活动，气机的升降出入就会呆滞不畅。气机失常可影响到五脏六腑、表里内外、四肢九窍，而发生种种病理变化。根据生物进化理论，用则进废则退。若过逸不劳，则气机不畅，人体功能活动衰退，气机运动一旦停止，生命活动也就终止。可见，贪逸不劳也会损害人体健康，甚至危及生命。

正确处理劳逸之间的关系，对于养生保健有重要作用。不过，劳与逸的形式多种多样，并且劳与逸的概念又具有相对性，应当根据个人的具体情况合理安排。养生学家主张劳逸结合，互相协调。例如劳与逸穿插交替进行，或劳与逸互相包含，劳中有逸，逸中有劳，只有劳逸协调适度才会对人体有益。

1. 体力劳动要轻重相宜

在工业劳动方面，由于受工种、工序、场所等的限制，自己任意选择劳动条件的机会较少，但仍要注意劳动强度轻重相宜。更重要的是应安排好业余生活，使自己的精力、体力、心理、卫生等得到充分恢复和发展。在田园劳动方面，应根据体力，量力而行，选择适当的内容，要注意轻重搭配进行。

2. 脑力劳动要与体力活动相结合

脑力劳动偏重于静，体力活动偏重于动。动以养形，静以养神，体脑结合，则动静兼修，形神共养。尤其是脑力劳动者，应进行一些体育锻炼，使机体各部位得到充分有效的运动；还可从事美化庭院活动。在庭院内种植一些花草树木，并可结合场景吟诗作画，陶冶情操，这样有利于身心健康，延年益寿。

3. 家务劳动秩序化

操持家务是一项繁杂的劳动。主要包括清扫、洗晒、烹饪、缝补、尊老爱幼、教育子女等，只要安排得当，则能够杂而不乱，有条不紊，有劳有逸，既锻炼身体，又增添精神享受，有利于健康长寿。反之，若家务劳动没有秩序，杂乱无章，则形劳神疲，甚至造成早衰折寿。

4. 休息保养多样化

要做到劳逸结合，就要注意多样化的休息方式。休息可分为静式休息和动式休息，静式休息主要是指睡眠，动式休息主要是指人体活动，可根据不同爱好自行选择不同形式。如听相声、听音乐、聊天、看戏、下棋、散步、观景、钓鱼、赋诗作画、打太极拳等。总之，动静结合，寓静于动，既达到休息目的，又起到娱乐效果，不仅使人体消除疲劳，精力充沛，还可使生活充满乐趣。

服装顺时适体

服装是人们日常生活中最基本的物质之一。首先，服装是用来御寒防暑、保护肌体的物品。其次，服装也反映了时代精神风貌和物质财富水平，在一定程度上体现着社会的文化和文明程度。

（一）服装的保健意义

人们为了适应外界气候的变化，维护机体内外阴阳的动态平衡，除自身生理功能的调节外，衣着也起着极为重要的辅助作用。而服装的主要功用就在于御寒防暑，保护机体免受外界理化因素的刺激和生物因素的侵袭。现代研究认为，人体和衣服之间存在着一定的空隙，被称为衣服内气候。衣服内气候的正常范围是：温度32℃±1℃，风速0.25±0.15m/s。适当的衣服内气候，可使人的体温调节中枢处于正常状态，维护温热感，有利于提高工作效率和恢复体力。若衣服内气候失常，则体温调节中枢处于紧张状态，甚至可影响到机体其他系统的功能，造成疾病。衣着适宜，可使人体与外在环境之间进行正常的热量交换，从而维持衣服内气候的相对稳定，达到保健的目的。

（二）制装的原则

制装的原则为既要顺应四时阴阳变化，又要落落大方，舒适得体。

1.顺应四时

选择衣料，应根据不同季节而各有所异，可参考以下几点：

①保温性：纺织衣料的导热性越低，它的热缘性和保暖性就越好。实验证明，在15℃时，麻纱衣料放热量约为60%，而毛织品不到20%，故麻纱类作为夏季衣料为宜，毛织品可制成冬装，氯纶、醋酯纤维和腈纶等导热性也较低，也是保温性良好的纺织材料。此外，织物越厚，单位时间内散发的热量越少，保暖性能越好。

②透气性：冬季外衣的透气性应较小，以保证衣服具有良好的防风防寒性能，而起到保温作用。夏季衣料应具有较好的透气性，有利于体内散热。

③吸湿性和散湿性：夏天的衣服和冬装内衣，除了注意透气外，还要注意选择吸湿、散湿性能良好的纤维，这样有利于吸收汗液和蒸发湿气。

④色泽：衣料颜色不同，对热的吸收和反射的强度也不相同。一般来说，衣服颜色越深，吸热性越强，反射性越差；颜色越淡，反射性越强，吸热性越差。夏天宜穿浅颜色服装，以反射辐射热；冬天宜穿深色衣服，以利吸收辐射热。另外，衣着的颜色与人的心情调节和陶冶也有直接关系。

⑤质地：内衣和夏装要选择轻而柔软的衣料，穿在身上有轻爽的感觉，若贴身穿粗糙硬挺的衣服，不但不舒服，而且皮肤易于摩擦受伤。

我国四季分明，制装应符合季节变化的特点。春秋季节气候温和，多种纺织品均可选作衣料，由于春季多风，秋季偏燥，故制装时选择透气性和吸湿性适中的衣料为宜。化学纤维纺织品的透气和吸湿性能都低于棉织品，而高于丝织品，最适宜作春秋季节的衣料，并且具有耐磨、挺括、色泽鲜艳的优点。有些化纤品对人体还有一定的医疗作用，如用氯纶纤维为原料制成的衣服，其导电性能差，穿在身上与皮肤摩擦，会产生并蓄积相当量的静电，此静电对人体的关节可起到轻度的、类似电疗的作用。不过由于化学纤维在生产过程中，掺入了一些其他物质，有时会对皮肤产生一些不良刺激，要注意做到勤换衣服则可避免这种现象。

夏季气候炎热，制作服装的基本原则是降温、通风透气，以利于体热和汗水的散发。《老老恒言·衣》说："夏虽极热时，必着葛布短半臂，以护其胸背。"就是说在炎热的夏季，人们至少要穿着背心短袖衫之类的衣服，尤其是对体弱和老年人更为重要，它可以保护人体最重要的胸背、脊腰部免受各种因素的伤害。

在现代人群中，在炎热夏季的大街小巷，常见不衣而坐、裸体而行的个别人，他们在影响了社会形象的同时也伤害了自身，从行为和精神两个方面都是与保健养生格格不入的。

冬季气候寒冷，服装要达到防寒保温的效果，宜选择质地厚、透气性小和保温性良好的深色材料。随着生活水平的不断提高，人们逐步用丝棉、驼毛、人造毛、羽绒等代替了棉花。既松软轻便，保温效果又好。此外，帽子、鞋袜、围巾等，也要求根据四时特点合理选用。

2.舒适得体

为保障衣着有利于人体的气血运行和正常发育，人们应当做到"量体裁衣"。尤其是在生长发育比较旺盛的青少年时期，不可片面追求线条美和造型，衣着和服饰不应过紧过瘦。现代研究认为，若衣着压力超过$30g/cm^2$，人体就有一种压迫感，穿着就会不舒适。如果年轻女性长期束胸或乳罩过紧，则会影响胸廓发育，降低肺活量；束腰过紧，可致肋缘凹陷、胸廓变形、腹腔脏器移位，会有损于健康。相反，衣着过于肥大、襟袖过长，则不利于保暖，也不便于活动。对于老人、小孩以及某些专业人员还是不安全因素，容易造成外伤和事故。

舒适是人类本能的需要，从卫生学角度看，穿衣就是为了起舒适、保健的作用。《老老恒言·衣》曰："唯长短宽窄，期于适体。"衣着款式合体才会既增添美感，又使人感觉舒适，从而起到养生保健的效果。

（三）增减衣服的宜忌

由于四季气候的变化各有一定的特点，所以脱、着衣服时必须不失四时之节。《老老恒言·燕居》说："春冰未泮，下体宁过于暖，上体无妨略减，所以养阳之生气。"春季阴寒未尽，阳气渐生，早春宜减衣不减裤，以助阳气的升发。夏季尽管阳热炽盛，适当地穿着衣服，仍是避其炎热的最佳方法。秋季气候转凉，亦要注意加衣，但要避免一次加衣过多。俗有"春捂秋冻"之说，即春季宁稍暖，秋季可稍凉。冬季"宜寒甚方加棉衣，以渐加厚，不得一顿便多，唯无寒而已"（《摄生消息论》）。

衣服要随天气变化及时增减，切不可急穿急脱，忽冷忽热。《摄生消息论·春季摄生消息论》说："春季天气寒暄不一，不可顿去棉衣。老人气弱骨疏体怯，风冷易伤腠理，时备夹衣，温暖易之。一重减一重不可暴去。"《老老恒言·燕居》亦说："绵衣不顿加，少暖又须暂脱。"古人认识到穿衣不宜过暖过寒，否则反倒容易受邪致病。因为衣服过暖或过寒，则机体缺乏耐受风寒的能力，而使抗邪防病之力减弱。至于老人和身体虚弱的人，由于对寒热的耐受性较差，所以又当尽量注意，以免风寒暑湿之侵，小心调摄。《彭祖摄生养性论》说："先寒而后衣，先热而后解。"说明衣服应根据天气变化及时更换。此外，出汗之后，穿脱衣服尤宜注意如下二者：一者，大汗之时忌当风脱衣，如《备急千金要方·道林养性》说："凡大汗脱衣，喜得偏风半身不遂。"这是因为大汗之时，人体腠理发泄，汗孔开放，骤然脱衣，易受风寒之邪侵袭而致病。二者，汗湿之衣勿得久穿，如《备急千金要方·道林养性》说："湿衣及汗衣皆不可着，令人发疮及风瘙。"《老老恒言·防疾》亦说："汗止又须即易。"因为汗后湿衣不易干，伤害人体阳气。汗后腠理虚，汗湿滞留肌肤，易产生风寒湿之类的病变。

✿ 排便保健法

二便是人体新陈代谢、排除代谢废物的主要形式。二便正常与否，直接影响到人体的健康。所以，养成良好的二便卫生习惯，对健康长寿具有重要意义。

（一）大便通畅的保健法

古代养生家对保持大便通畅极为重视。汉代王充在《论衡》中指出："欲得长生，肠中常清，欲得不死，肠中无滓。"说的是每天要定时排便，排除体内的垃圾、毒素，人才能健康长寿。从中医观点看，体内毒素不能及时排出，与一些疾病的发生确有一定关系。便秘与衰老密切相关，长期反复便秘有损于健康，可招致疾病和衰老。人的衰老与"自身中毒"有关，大肠中腐败食物和细菌产生的毒素，如果不能及时排出，被机体吸收后可使人慢性中毒，内脏功能也会因毒素作用而发生障碍。长期、反复的便秘，使肠内腐败食物和细菌不能及时排出，增加了自身中毒的机会，加速了衰老的进程。便秘可引起多方面的症状，大量毒性物质吸收入血导致自身中毒，可出现神情淡漠、头晕、恶心、呕吐、食欲减退、乏力、烦躁等症状。由于粪便硬结，排便时可引起肛裂及痔疮，导致出血。特别是那些老年高血压病人，有的因大便干燥，排便过于用力，还可能诱发脑溢血、心梗。所以相传彭祖以辟谷的方法来养生，活了八百多岁。这当然是个传说，但也说明了一个问题，就是日常生活中一定要做到定时排出体内垃圾，保持肠道的清洁，这样就可能避免一些疾病的产生。保持大便通畅的方法很多，现简述其要点：

1.排便要顺其自然

养生家曹庭栋在论述排便时说："养生之道，唯贵自然。"要做到有便不强忍，大便不强挣。"强忍"和"强挣"都易损伤人体正气，引起痔疮等病。从现代医学观点看，忍便不解则使粪便部分毒素被肠组织黏膜吸收，危害机体。排便时，强挣努责，会过度增高腹内压，导致血压上升，容易诱发中风病，特别对高血压、动脉硬化者不利。另外，由于腹内压增高，痔静脉充血，还容易引起痔疮、肛瘘等病。所以，年老患者尤当注意。

2.要注意肛门卫生和便后调理

肛门与健康的关系，在一定意义上讲，并不亚于口腔，但通常人们对肛门卫生注意不够。因此，肛门疾病非常普遍。大便之后所用手纸应以薄而柔软、褶小而均匀为宜，不可用含油墨的废报纸、旧书纸、圆珠笔写过的纸，更不可用土块、石块、木块等代替手纸，以免污染肛门中毒，或刺伤肛门引起感染。每天晚上睡觉前，最好用温水清洗一下肛门，或经常热水坐浴，保持肛门清洁和良好的血液循环。内裤宜用薄而柔软的棉布制品制作，不宜用粗糙的或化学纤维制品。如果肛门已有炎症，最好用水冲洗，不要用纸揩拭，并要积极治疗，防止再引起其他疾病。尤其是老年人，更应重视肛门卫生。

每次排便后，稍加调理，对身体会有很多益处。若在饱食后大便，便后宜稍喝一些汤或饮料，以助胃气利消化。《老老恒言》说："饱后即大便，进汤以和其气。"这的确是养生经验之谈。若在饥饿时大便，为了防止便后气泄，排便时宜取坐位，便后稍进食物，还可做提肛动作 3～5 次，以补固正气。

3.运动按摩通便

运动按摩可以起到疏畅气血、增强肠胃功能和消化排泄功能、加强大小肠的蠕动、促进新陈代谢、通畅大便的作用。平常可选用一些传统保健功法锻炼，如太极拳、气功导引养生功、腹部按摩保健法等。

此外，还要配合其他方面的综合保健。调摄精神，保持情绪安定。饮食调理，饮食多样化，多素少荤，粗细结合。对有便秘者，辅以药物对症治疗。

晚上睡觉之前或早晨起床之后，应按时上厕所，久而久之则可养成按时排便的习惯。如果能做到上述各项，就能有效地保持大便通畅。

（二）小便清利的保健法

小便是水液代谢后排除糟粕的主要途径，与肺、脾、肾、膀胱等脏腑的关系极为密切。在水液代谢的整个过程中，肾气是新陈代谢的原动力，调节着每一环节的功能活动，故有"肾主水"之称。水液代谢的好坏反映了机体脏腑功能的正常与否，特别是肾气是否健旺。小便通利，则人体健康；反之，则说明人有疾患。所以古代养生家十分重视小便卫生。苏东坡在《养生杂记》中说："要长生，小便清；要长活，小便洁。"小便通利洁净，说明人体水液代谢正常，废物能排除干净。怎样保持小便清利呢？①多喝水：每天饮水6杯（每杯250毫升）。运动、高温及环境干燥的情况下，喝水量还要有所增加。多饮水可使尿液稀释，减少尿中有毒物质对膀胱的刺激，有"冲洗"膀胱的作用。②不憋尿：憋尿不仅会增加毒物的停留时间，而且还会引起膀胱内压力增高，若尿液反流肾脏还可诱发畏寒发热、腰部酸痛、尿频及尿急症状。《备急千金要方》认为："忍尿不便，膝冷成痹。"指出了及时排尿的重要性。③不用力小便：要顺其自然，不要用力屏气。男性到一定年龄，可能有前列腺肥大症状，必要时，要抽血检查"前列腺特异抗原"。身体虚弱者，则提倡蹲下或坐式小便，使尿液缓慢地排出，以避免过耗伤肾。正确调摄饮食，做到少食、素食、食久后饮、渴而才饮等，这些是保证小便清利的重要方法。此外，情绪、房事、运动对小便的清利也有一定的影响，因此还要保持情绪乐观、节制房事和适当运动锻炼。

经常进行导引和按摩保健，对于小便通利很有好处，其主要方法有三：

①导引壮肾：晚上临睡时，或早晨起床后，调匀呼吸，舌抵上腭，眼睛视头顶上方，随吸气缓缓做收缩肛门动作，呼气时放松，连续做8～24次，待口中津液较多时，可嗽津咽下。这种方法可护养肾气，增强膀胱制约能力，可以防治尿频、尿失禁等症。

②端坐摩腰：取端坐位，两手置于背后，上下推搓30～50次，上至背部，下至骶尾，以腰背部发热为佳，可在晚上就寝时和早晨起床时进行练习。此法有强腰壮肾之功，有助于通调水道。

③仰卧摩腹：取仰卧位，调匀呼吸，将掌搓热，置于下腹部，先推摩下腹部两侧，再推下腹部中央，各做30次。动作要由轻渐重，力量要和缓均匀。做功时间亦可在早晚。此法有益气、增强膀胱功能。对尿闭、排尿困难有一定防治作用。

第八章
睡眠与养生

现代人的生活习惯和生活方式给身体带来了很多负面影响，形成了"四大病"：熬夜病、空调病、水果病、电器病。以下仅就对人体造成的危害作简要介绍。

睡眠，本属"起居作息"范畴，由于人的一生约有三分之一的时间是在睡眠中度过的，所以非常重要，可以说睡眠与生存有着同等的意义。故单立一章，予以讨论。

所谓睡眠养生就是根据宇宙与人体阴阳变化的规律，采用合理的睡眠方法和措施，以保证睡眠质量，恢复机体疲劳，养蓄精神，从而达到防病治病、强身益寿的目的。

中医学认为，阴阳是维持人体生命的物质基础，也是人体养生保健需要调和的重要内容。历代医家和养生家对睡眠养生都非常重视并有很多相应的论述，以下仅从睡眠的规律及方法方面论述科学的摄生保健理论与方法。

睡眠的规则

战国时名医文挚对齐威王说：我的养生之道是把睡眠放在头等位置，人和动物只有睡眠才生长，睡眠还能帮助脾胃消化食物，所以睡眠是养生的第一大补。人一个晚上不睡觉，其损失一百天也难以恢复。晚21点到凌晨5点为有效睡眠时间。人是动物，和植物同属于生物，白天（5点到21点）活动产生能量，晚上（21点到5点）开始进行细胞分裂，把能量转化为新生的细胞，是人体细胞休养生息、推陈出新的时间，也是人随着地球旋转到背向太阳的一面。中医学认为白昼属阳，夜间属阴；阳主动，亦主寤；阴主静，亦主寐。故夜间是人睡眠的良辰，此时休息，才会有良好的身体和精神状态。睡觉多的婴儿长得胖、长得快，而爱闹觉的孩子发育不良也说明了这个道理。睡觉是养生的一大功能，养就是用大量的健康细胞去取代退化的细胞，如一夜睡不着就会影响细胞的新陈代谢。如果说白天消亡一百万个细胞，一晚上只补回来五十万个细胞，这时你的身体就会出现亏空，时间长了，人就糠了，像糠萝卜似的。为什么世上有百岁老人呢？他们大多每晚都在21点按时睡觉。

植物吸收阳光的能量，夜里生长，所以夜晚在农村的庄稼地里可听到植物拔节的声音。人类和植物同属于生物，细胞分裂的时间段大致相同，错过夜里睡觉的良辰，细胞的新生远赶不上消亡，人就会过早地衰老或患病，人要顺其自然，就应跟着太阳走，即天醒我醒，天睡我睡。人在太阳面前小如微尘，"与太阳对着干"是愚蠢的选择，这是宇宙的客观真理。

现实生活中，不少人有入睡难、睡眠质量不高的毛病。睡眠不好是一个综合性的问题。如肝火过盛，睡觉警觉；胃火过剩，睡觉不安；肝阴不足，睡觉劳累。

睡眠与疾病

人体脏腑是否充盛除与健康密切相关外，还与睡眠关系密切。肝脏有一特点：卧则回血、藏血，坐立或活动时血则流向肝外的组织器官。

子时（23：00～1：00），其实23点就是新的一天的开始，并不是0点开始的，人们对此常有误解。肝与胆相表里，互为一家，23点胆经开了，如若不睡，则大伤胆气。十一脏腑皆取决于胆也，胆气一虚，全身脏腑功能下降，代谢力、免疫力纷纷下降，人体机能也大大降低。胆气支持中枢神经，胆气受伤易患各种精神疾病，比如抑郁症、精神分裂症、强迫症、躁动症等。子时胆要更换胆汁，胆经渐旺时，人如不卧则胆汁更替不利，过浓而结晶成石，久之即得胆结石，如果把胆给摘了，一摘就胆怯了，全身的免疫力会下降50%以上，所以不能摘，要争取用自身的巨大潜能把结石化掉。

丑时肝经最旺，丑时（1：00～3：00）不眠，肝无法解除掉有毒之物，不能产生新鲜血液。因藏血不利，故面呈青色，久之易患各类肝病，现在有些人肝不太好，很多是因为违反自然规律过了子时不睡觉造成的。甲肝比较好治，乙肝就很难治。乙肝病毒携带者，是由于晚上经常不睡觉，人太虚弱了，也就是说秩序太乱了，病毒已经到了细胞里了。也就是说乙肝的病毒已经到了细胞里面，但是现在它还没有能力造成肝炎，当人身体虚弱的时候就易形成肝炎。乙型肝炎就意味着将来有40%～60%的肝硬化可能。聪明的人应该了解天、地、人之间的关系，顺应自然，不被淘汰。

肝主疏泄，超过子时不睡，可引起肝疏泄不利，肝气郁结，可见易怒，头痛头晕，眼红，眼痛，耳鸣，耳聋，胸肋胀痛，女性月经不调，便秘，也可引起肝气升发不足，于是出现目倦神疲，腰膝酸软，晕眩，失眠，惊悸，精神恍惚，重则会晕倒在大街上，不省人事。

肝有藏血、调节血液的功能，超过子时不睡，会造成肝血不足，还会引起吐血、流鼻血、皮下出血、牙龈出血、眼底出血、耳出血等出血症状。

肝开窍于目，过子时不睡，易引起肝虚，出现视力模糊、老花、夜盲、畏光、迎风流泪等症状，还会形成青光眼、白内障、眼底动脉硬化、视网膜病变等眼疾。

肝主筋，其华在爪，过了子时不睡觉，会引起肝血不足，出现筋痛，麻木，屈伸困难，痉挛抽搐，易造成灰指甲、缺钙、髌骨软化、癫痫病、骨质疏松等症。

肝与心关系密切，肝有储藏和调节血液的功能，心主一身之血脉，过了子时不睡觉，可引起肝血不足并间接导致心脏供血不足，引起心慌、心颤等症状，严重的会形成心脏病、高血压等心脑血管疾病。

肝与脾同属消化器官，由于肝助脾胃消化，若过了子时不睡觉可致肝气太虚而不能助脾胃消化，肝胃不和。脾胃消化功能不好，则表现为两胁胀满，呃逆不饥，舌苔厚，排便不畅。

肝与肺同属阴脏，过了子时不睡觉则肝阴亏损，无法滋阴潜阳，引起肝火过盛灼肺，出现干咳或咳嗽、咳痰血等木火刑金的症状，还易导致牛皮癣等各种皮肤病。

肝与肾同属下焦，过了子时不睡觉，肝虚导致肾亏，由于肝肾同源，容易造成生殖系统疾病、不育、骨病、牙病、脱发、糖尿病、肾衰竭等疾病。

以上仅简述了肝脏与睡眠的关系，其实并非仅仅如此，五脏六腑皆与睡眠有关，对此不仅要有充分的认识，还应尽量做到不生病、睡眠好，以保障身体健康。

睡眠的方法

如果你不懂交通规则，就容易出事故。同样道理，人体也有其自身的规则，23点至3点为子丑时，是胆肝经最活跃的时候，肝胆需要回血。根据"人躺下去回血，站起来供血"的理论，如果你每晚22点钟左右躺下，静心不要说话，到23点的时候，也就睡着了。肝胆开始回血，把有毒的血过滤掉，产生新鲜的血液，到一百岁也可能没有胆结石，也没有肝炎、囊肿一类的病。如果你天天熬夜到1点多，肝回不了血，有毒的血排不掉，新鲜的血生不成，胆又无法换胆汁，所有这些都是容易得胆结石、囊肿、大三阳、小三阳各种病症的根源之一。

睡前半小时最好不要讲话，睡觉的时候更不要说话，如一说话，肺经动，然后心经又动（因为心肺共为上焦），人就容易进入兴奋状态，所以就很难入睡。21：00~23：00为亥时。亥时三焦经旺，三焦通百脉。亥时入眠，百脉皆得濡养。女性若想长久地保持容颜姣好，亦应做到如上才是。

睡觉时要关窗，最好不开电风扇，更不能直吹空调，人生病很多都与此有关。因为人在睡眠之中，气血流通缓慢，体温下降，人体会在表面形成一种阳气层，这种阳气层可使"鬼魅不侵"，什么意思呢？因为阳气足的人，阴阳和谐，气血调畅，就不易做恶梦，这是阳气占了上风所以才"鬼魅不侵"。

若在夜间睡眠时开窗户、开电风扇、开空调，情况就不一样了，窗户吹进的是风，风易伤筋。如果开空调，有风也有寒，风入筋，寒入骨，早上起来常会发现脸发黄，身上发黄，脖子后面那条筋发硬，骨节酸痛，甚至有人就开始发烧。这就是风和寒侵入到了筋和骨头里的缘故，这也就是阳气受伤了。如果晚上睡觉不开窗、不开空调、不开风扇，连房门也关上，对人最好。如果热，把窗户打开，效果虽差了一点，但不至于第二天早上起来浑身乏力，后背僵硬。

睡觉要尽量早睡，睡得晚，伤了少阳之气，必然第二天是疲倦无力。故夜间睡眠时要关上窗户，不开空调、电扇，以保护人体阳气。

如果胃出现问题，人就会睡不好觉，所谓"胃不和则卧不安"是也。造成胃不和的原因一个是胃寒，一个是胃热，再一个是食物滞留引起的腹胀。

如果胃阳本来就不足，过多地喝绿茶，就会出现胃寒，胃寒的时候人是睡不好觉的；胃热就是胃中的浊热之气往上走，嘴里感到都是热气，这种情况也睡不好觉；另外胃阴不足引起的胃燥，也会使人感到口干舌燥，难以入睡；再就是胃胀，由于饮食过量导致胃脘满闷，腹部鼓胀胀的，翻来覆去也睡不着。这些都是睡不好觉的原因。

若平时感觉到四肢不暖，很可能是肾阳不足了，这也会影响睡眠。应该在睡觉时把肚脐、背后的命门都要盖好，手脚暖和了就意味着阳气充足了。

睡眠要旨

①睡眠宜早，勿过十时，老年人以八点为正，勿过九点。凡交十一时，为阳生时，属肾，此时失眠，肾水必亏，心肾相连，水亏则火旺，最易伤神。若此，应千方百计加以调整，不到万不得已，勿以安眠药片助睡。

②枕上切忌思索计算未来事，睡时宜一切不思，鼻息调匀，自己静听其气，由粗而细，由细而微细而息。视此身如无物，或如糖入于水，化为乌有，自然睡着。

③如有思想，不能安着，切勿在枕上转侧思虑，此最耗神，可坐起一会再睡。

如在午时，即上午十一点至一点，为阴生之时，属心，此时如不能睡，可静坐一刻钟，闭目养神，则心气强。凡有心脏病者切记注意，每日于此二时注意，则元气日强，无心跳腹泻或小便频数之病。

夏日起宜早，冬日起宜迟。居北方宜防寒气，如在粤桂等省，早起防山岚瘴气中病。食后勿仰天睡，早起如在寅时三点至五点，此时切忌郁怒，否则必损肺伤肝，万望注意。

医学对睡眠的阐释

人们的一生有三分之一的时间是在睡眠中度过的，如果睡眠过少或过多都会对人体产生不良后果。睡眠过多有可能造成睡眠过多综合征。而许多人或因为工作，或因为学习，或因为玩耍娱乐，整天整夜不睡觉，这样就会造成睡眠不足综合征。长期下去，会给人体造成直接的损害，从而影响健康和寿命。既然如此，就让我们面对睡眠，走近睡眠，了解睡眠，把睡眠问题研究透彻，这样将会对人们的健康养生和长寿幸福产生重要的作用。

（一）中医学对睡眠养生的阐释

睡眠是平衡人体阴阳的重要手段，是最好的节能，也是最好的储备及充电，更是消除疲劳、走出亚健康的养生第一良方。

中医睡眠机制是：阴气盛则寐（入眠），阳气盛则寤（醒来）。所以夜晚应该在子时以前上床，在子时进入最佳睡眠状态。因为按照《黄帝内经》睡眠理论，夜半子时为阴阳大会、水火交泰之际，称为"合阴"，是一天中阴气最重的时候，阴主静，所以夜半应长眠。

提高睡眠质量有四大法宝。首先是提倡睡子午觉。子、午时候是人体经气"合阴"及"合阳"的时候，有利于养阴及养阳。晚上11点以前入睡，效果最好。因为这个时候休息，最能养阴，睡眠效果最好，可以起到事半功倍的作用。午觉只需在午时（11：00~13：00）休息30分钟即可，因为这时是"合阳"时间，阳气盛，所以工作效率最好。

还有，睡前宜减慢呼吸节奏。睡前可以适当静坐、散步、听低缓的音乐等，使身体逐渐入静，静则生阴，阴盛则寐，最好能躺在床上做几分钟静气功，做到精神内守。

睡前可吃一点养心阴的东西，如冰糖百合莲子羹、小米红枣粥、藕粉或桂圆肉水……因为人睡觉后，心脏仍在辛苦地工作，在五脏中，心脏最辛苦，所以适当地补益心阴将有助于健康。

失眠的病人别忘了睡前用温水泡脚，可以促进心肾相交。心肾相交意味着水火相济，对阴阳相合有促进作用，阴阳合抱，睡眠当然能达到最佳境界。

（二）西医学对睡眠养生的阐释

西医学对睡眠的研究已很深入，认为睡眠有两种类型，从脑电图观察：一种叫慢波睡眠，又叫正相睡眠，一种叫异相睡眠。

第一，正相睡眠，又可分为四期。

一期：人在清醒平静状态时，脑电图上出现的曲线是频率为8～13次／秒的快波，称之为α波，一旦进入初睡阶段，脑电波的曲线频率便明显减慢为4～7次／秒（称为θ波），这时人会感到昏昏欲睡，处于朦胧状态，这个阶段称为慢波睡眠的第一期。

二期：如果慢波比率越来越大，人就慢慢睡着了，称为慢波睡眠的第二期，又称浅睡眠。此时，从脑电图上可以看到，在θ波的背景上，出现两种特殊的脑电波形：一种叫δ波，另一种叫"k复合体"波。这种θ慢波群中出现δ波和"k复合体"波的曲线，是浅睡期的标志。此时倘若稍有响动，便会惊醒。

三期和四期：再接下去，如果脑电波的慢波背景上出现振幅较大而频率很低（0.5～3次／秒）的δ波，则标志着人已进入深睡期。为了评定睡眠质量，又把深睡期分为深睡和沉睡两个期。前者θ波中的δ波约占20%～50%，称为慢波睡眠的第三期；后者的δ波超过50%，即多于θ波，称为慢波睡眠的第四期。

第二，异相睡眠。

在此期内，呼吸和心率不像慢波正相睡眠时那样减慢，而是加快；眼球不是慢转而是快转；正相睡眠时可以记录到的颈部肌电此时消失；血压不是下降而是上升；脑血流量不是减少而是倍增；脸部及四肢肌肉也有些抽动等。由于此期以眼球快速转动为其明显特征，所以又称此期为"快速动眼期"。此时若把睡者叫醒，大都诉说正在做梦，而且梦境离奇古怪。

上述两种睡眠是互相穿插进行的，一个正相睡眠的完整周期，共80～120分钟，一个异相睡眠的完整周期则较短，一般只有10～30分钟。这两种睡眠周期在一夜之间，各约穿插进行4～5次。其时间的长短和次数的多少会因人而异，即使同一个人，也随其疲劳程度、健康情况或情绪的好坏而变化。通常儿童（特别是婴儿）正相睡眠期长，其中慢波第三、四两期占的时间特别长，睡眠质量就高。随着年龄的增长，第三、四期时间会逐渐缩短，及至老年，慢波四期常常缺乏。不仅睡眠较浅，而且中间会多次醒来。一些亚健康、神经衰弱的人，正相睡眠周期明显缩短而异相睡眠周期明显加长，所以常常通宵恶梦不断，醒后觉精神恍惚且有疲劳感。

还须说明的是，人的睡眠—觉醒节律是后天养成的。新生儿没有24小时睡眠一次的节律，而是交替重复周期长约40分钟的睡眠或活动。婴儿也无成人那样的睡眠节律，从其为了得到母乳哇哇而啼的活动来看，其周期为3～4小时。由于生活方式的调节，昼夜变化的影响，人的逐渐成长，就形成了成年人24小时睡眠一次的节律，所以说，人的睡眠—觉醒节律是可以从经验中学习而获得的。这一点对于预防和治疗因工作生活变化而形成的失眠非常重要。

睡眠的宜忌

（一）睡觉方向宜南北

据研究认为，头朝南或朝北睡觉，久而久之，会有益于健康。并表现为睡得好，精力充沛，食欲增加，神经衰弱、高血压等慢性病患者，自觉症状有所改善。

头朝南或朝北睡觉有益健康的原因在于：地球的南极和北极之间有一个大而弱的磁场，如果人体长期顺着地磁的南北方向，可使人体器官细胞有序化，可调整和增进器官功能。

（二）睡觉时注意手臂摆放姿势

有的人睡觉时喜欢手臂上抬或把手臂放在枕头下，这些姿势都属于不良的睡觉习惯，对人体健康危害不小。

一是影响肌肉放松。睡觉时手臂上抬，肩部和上臂的肌肉不能及时得到放松和恢复，时间久了会引起肩臂酸痛。

二是易造成反流性食道炎。若是老年人，食道平滑肌的张力降低，防止食道反流的生理"屏障"功能削弱，当腹内压升高时，睡卧在床上手臂上抬，极易助长食物及胃液反流，因此老年人反流性食道炎尤为多见。若是孕晚期，由于子宫膨大，腹内压升高，加之内分泌变化，食道平滑肌张力也会减弱，手臂上抬睡觉也易引发反流性食道炎。

三是导致手指麻木。手臂上抬睡觉有碍上肢血液循环，尤其是把手臂放在枕头下的"枕下埋藕"姿势，很容易造成手指麻木甚至神经反射性地导致腹痛。

（三）猫形睡姿好

英国猫科动物专家观察发现，大多数家猫的睡觉方式为身体向右侧卧，后肢微屈；前右肢自然屈于身体右侧接近头部，左肢自然向下并微微伸直。这和我国中医提倡的标准睡眠姿势非常相似。中医强调睡眠姿势为"卧如弓"。其标准姿势为：身体向右侧卧，屈右腿，左腿伸直；屈右肘，手掌托在头下；左上肢伸直，放在左侧大腿上。中医认为以这种姿势入睡不损心气，像猫一样蜷卧后大脑很快就能静下来，由兴奋转为抑制状态，不久就能进入梦乡。

（四）睡眠良好有利于减肥

睡觉好，能减肥。人们普遍认为，吃饱喝足后大睡一觉会造成脂肪淤积，从而导致发"福"，因而有人试图通过少睡觉来"熬瘦"，而美国一项新研究却证实这恰恰起到相反的作用。美国一研究小组在对1.8万名成人进行多年跟踪调查后发现，睡觉好有利于减肥。

❋ 睡觉前应做6件事

（一）刷牙洗脸擦身

睡前刷牙比早晨更重要，不仅可清除口腔积物，且有利于保护牙齿，对安稳入睡也有帮助。电视看完后，洗洗脸，擦擦身，以保护皮肤清洁，使睡眠舒适、轻松。

（二）梳头

古医家探明头部穴位较多，通过梳理可起到按摩、刺激作用，能平肝、息风、开窍守神、止痛明目等。早晚用双手指梳到头皮发红、发热，可疏通头部血流，提高大脑思维和记忆能力，促进发根营养，减少脱发，消除大脑疲劳，早入梦乡。

（三）散步

平心静气地散步10～20分钟，会促进体表血液循环，使入睡后的皮肤能得到"活生生"地保养。躺下后不看书报，不考虑问题，使大脑的活动减少，易较快进入睡眠。

（四）喝杯加蜜牛奶

古代民间流传这样一句话："朝朝盐汤暮暮蜜。"就是说早喝淡盐开水、晚饮蜜糖水有益健康。据国外医学专家研究，牛奶中含有促进睡眠的L－色氨酸，睡前1小时喝杯加蜜的牛奶可助睡眠。蜂蜜则有助于整夜保持血糖平衡，从而避免早醒，尤其对经常失眠的老年人更佳。

（五）开窗通气

保持寝室内空气新鲜，风大或天冷时，可开一会儿，睡前再关好，有助于睡得香甜，但要注意睡时不要用被蒙头。

（六）洗（搓）脚

民谚曰："睡前烫烫脚，胜服安眠药。""睡前洗脚，胜服补药。""养树护根，养人护脚。"国外医学家把脚称为"人体第二心脏""心之泵"，十分推崇脚的保健作用。中医学认为，脚上的60多个穴位与五脏六腑有着十分密切的联系。若能养成每天睡觉前用温水（40℃～50℃）洗脚、按摩脚心和脚趾，可起到促进气血运行、舒筋活络、阴阳恢复平衡状态的作用。对老年人来说，更具有祛病健身的功效。

❀ 睡觉时5种东西不能戴

人的睡眠是最完整、最系统、最有效的休息方法，也是科学养生的重要内容。但如果忽略了睡眠中的一些细小事情，会对健康不利。

（一）不戴手表

有的人喜欢戴着手表睡觉，这不仅会缩短手表的使用寿命，更不利于健康。因为手表特别是夜光表有镭辐射，量虽极微，但专家认为，长时间积累可导致不良后果。

（二）不戴假牙

一些人习惯戴着假牙睡觉，往往睡梦中不慎将假牙吞入食道，假牙的铁钩可能会刺破食道旁的主动脉弓，引起大出血甚至危及生命。因此，戴假牙的人临睡前最好取下假牙清洗干净放置起来，这既有利于口腔卫生，又可安全入眠。

（三）不戴乳罩

美国夏威夷文明病研究所通过调查5000多位女性发现，每天戴乳罩超过12个小时的女人，患乳腺癌的可能性比短时间戴或根本不戴乳罩的人高出20倍以上。女人戴乳罩是为了展示美或保护乳房，而晚上睡觉就没有这个必要了。

（四）不带手机

有的人为了通话方便，晚上睡觉时将手机放在头边。美国专家詹姆斯·库克指出，各种电子设备，如彩电、冰箱、手机等在使用和操作过程中，都有大量不同波长和频率的电磁波释放出来，形成一种电子雾，影响人的神经系统并导致生理功能紊乱，虽然释放量极微，但不可不防，为了使用方便，又不影响身体健康，睡觉时可将手机放在距离身体50厘米以外的地方，机头朝外。

（五）不带妆

有些女性尤其是青年女性，她们往往在睡觉前懒得卸妆。须知，带着残妆艳容睡觉，会堵塞面部肌肤毛孔，造成汗液分泌障碍，妨碍细胞呼吸，长时间下去还会诱发粉刺，损伤容颜。所以，睡前卸妆洗脸很有必要，它能及时清除残妆对颜面的刺激，让肌肤得到充分呼吸，这不仅可以保持皮肤的润泽，还有助于早入梦乡。

第九章
休闲与养生

　　休闲是生命过程中的重要组成部分。因而休闲问题必然涉及身体健康。中国古人所追求的"闲云野鹤"的生命情趣，最能体现中国人闲适的生命观。《黄帝内经》曰："志闲而少欲，心安而不惧，形劳而不倦，气从以顺，各从其欲，皆得所愿。"说明了休闲对于健康也很重要。在流传下来的中国古籍中，单纯教导人们如何做生意为目的的书很少，即如有人说《孙子兵法》对经营与管理有借鉴意义，那也是后人的发挥。而关于快乐与休闲的作品则有着很长的历史源流。在上古时期，《诗经》中就有不少反映生活休闲题材的作品，即如《关雎》这样的被认为是爱情名篇的作品，在某种意义上说也是休闲生活的描述，后来的《搜神记》《山海经》等都是古人休闲方面的作品。到了明清时期，人们更加注重休闲。冯梦龙辑过一本《笑府》、清代游戏主人辑过一本《笑林广记》，这些都是休闲之作，明代有一位叫高濂的人更辑了一部《遵生八笺》，专门介绍如何养生和休闲。在今天这种财富愿望充斥社会生活诸多方面的现实中，有时候，有了财富，不一定就能享受到快乐和健康，那么，如何从古人那里借鉴获取快乐和健康的方法，这确实是一个值得研究的问题。

酒与养生

《素问·汤液醪醴论》曰："自古圣人之作汤液醪醴，以为备耳。"人类最初的饮酒行为虽然还不能够称之为饮酒养生，但却与养生保健、防病治病有着密切的联系。学者一般认为，最初的酒是人类采集的野生水果在剩余的时候，在适宜条件下自然发酵而成。由于许多野生水果是具有药用价值的，所以最初的酒可以称得上是天然的"药酒"，它自然对人体健康有一定的保护和促进作用。当然，这时人类虽然从饮酒中得到了养生的好处，但他们可能并没有明确的养生目的。

（一）酒之性能

酒有多种，其性味功效大同小异。一般而论，酒性温而味辛，温者能祛寒、疏导，辛者能发散、疏导，所以酒能疏通经脉、行气和血、蠲痹散结、温阳祛寒，能疏肝解郁、宣情畅意。酒为谷物酿造之精华，故还能补益肠胃；此外，酒能杀虫驱邪、辟恶逐秽。《博物志》有一段记载：王肃、张衡、马均三人冒雾晨行。一人饮酒，一人饮食，一人空腹。空腹者死，饱食者病，饮酒者健。作者认为，"酒势辟恶，胜于作食之效也"。

酒与药物的结合是饮酒养生的一大进步。酒之于药主要有三个方面的作用：

1. 酒可以行药势

古人谓"酒为诸药之长"。酒可以使药力外达于表而上至于颠，使理气行血药物的作用得到较好的发挥，也能使滋补药物补而不滞。

2．酒有助于药物有效成分的析出

酒是一种良好的有机溶媒，大部分水溶性物质及水不能溶解、需用非极性溶媒溶解的物质，可溶于酒精之中。中药的多种成分都易溶解于酒精之中。酒精还有良好的渗透性，能够较容易地进入药材组织细胞中，发挥溶解作用，促进置换和扩散，有利于提高浸出速度和浸出效果。

3．酒还有防腐作用

一般药酒都能保存数月甚至数年时间而不变质，这就给饮酒养生者以极大的便利。

（二）药酒常用制备方法

药酒的常用制备方法主要有冷浸法、热浸法、渗漉法及酿制法。

1．冷浸法

将药材切碎、炮制后，置瓷坛或其他适宜的容器中，加规定量白酒，密封浸渍，每日搅拌1～2次，一周后，每周搅拌1次。共浸渍30天，取上清液，压榨药渣，榨出液与上清液合并，加适量糖或蜂蜜，搅拌溶解，密封，静置14日以上，滤清，灌装即得。

2．热浸法

取药材饮片，用布包裹，吊悬于容器的上部，加白酒至完全浸没包裹之上，加盖，将容器浸入水液中，文火缓缓加热，温浸3～7昼夜，取出，静置过夜，取上清液，压榨药渣，榨出液与上清液合并，加冰糖或蜂蜜溶解静置至少2天以上，滤清，灌装即得。此法称为悬浸法。后来改革为隔水加热至沸后，立即取出，倾入缸中，加糖或蜂蜜溶解，封缸密闭，浸渍30天，收取澄清液，与药渣压榨液合并，静置适宜时间后，滤清，灌装即得。

3．渗漉法

将药材粉碎成粗粉，放在有盖容器内，再加入药材粗粉量60%～

70%的浸出溶媒均匀湿润后，密闭，放置15分钟至数小时，使药材充分膨胀后备用。另取脱脂棉一团，用浸出液湿润后，轻轻垫铺在渗漉筒（一种圆柱形或圆锥形漏斗，底部有流出口，以活塞控制液体流出）的底部，然后将已湿润膨胀的药粉分次装入渗漉筒中，每次投入后，均要压平。装完后，用滤纸或纱布将上面覆盖。向渗漉筒中缓缓加入溶媒时，应先打开渗漉筒流出口的活塞，排除筒内剩余空气，待溶液自出口流出时，关闭活塞。继续添加溶媒至高出药粉数厘米，加盖放置24～48小时，使溶媒充分渗透扩散。然后打开活塞，使漉液缓缓流出。如果要提高漉液的浓度，也可以将初次漉液再次用作新药粉的溶媒进行第二次或多次渗漉。收集渗漉液，静置，滤清，灌装即得。

4.酿制法

本法即以药材为酿酒原料，加曲酿造药酒。如《千金翼方》记载的白术酒、枸杞酒等，都是用此方法酿造。不过，由于此法制作难度较大，步骤繁复，现在一般家庭较少选用。

（三）注意事项

1.饮量适度

这一点是至关重要的。古今关于饮酒害利之所以有较多的争议，问题的关键即在于饮量的多少。少饮有益，多饮有害。宋代邵雍诗曰："人不善饮酒，唯喜饮之多；人或善饮酒，难喜饮之和。饮多成酩酊，酩酊身遂疴；饮和成醺酣，醺酣颜遂酡。"这里的"和"即是适度，无太过，亦无不及。太过伤损身体，不及等于无饮，起不到养生作用。

2.饮酒时间

一般认为，酒不可夜饮。《本草纲目》有载：人知戒早饮，而不知夜饮更甚。既醉且饱，睡而就枕，热拥伤心伤目。夜气收敛，酒以发之，乱其清明，劳其脾胃，停湿生疮，动火助欲，因而致病者多矣。由此可见，之所以戒夜饮，主要因为夜气收敛，一方面所饮之酒如不能发散出去，则热壅于里，有伤心伤目之弊；另一方面酒本身即为发散走窜之物。

❀ 茶与养生

茶叶历来被人们视为延年益寿之品，有"灵丹妙药"之效。宋代著名诗人苏东坡主张人有小病，只需饮茶，不要服药，有诗说："何须魏帝一丸药，且尽卢仝七碗茶。"卢仝是历史上以喝茶闻名的唐代文人，他在《谢孟谏议寄新茶》一诗中，对饮茶的妙处做了淋漓尽致的描写："一碗喉吻润，两碗破孤闷，三碗搜枯肠，唯有文字五千卷，四碗发轻汗，平生不平事，尽向毛孔散，五碗肌骨清，六碗通仙灵，七碗吃不得，唯觉两胁习习清风生。"这就是闻名于世、脍炙人口的"卢仝七碗茶"的功效。

我国是世界上产茶最早的国家，是茶的故乡，唐代陆羽写成了世界上第一部茶叶巨著《茶经》，书中论述了茶的起源、茶的品种、种茶技术、加工方法、烹法、饮法和各种器具等。这部论述茶叶的科学技术专著，传播了茶的知识，不仅对我国茶叶的发展是一个很大的贡献，对世界茶叶的发展也产生了深远的影响。中国茶叶的输出，逐渐引起了世界性的饮茶兴趣，使茶叶成为世界三大饮料之一。茶叶为什么这样受欢迎呢？这主要是因茶对人具有保健作用。

茶不但有很好的味道，而且功能颇多，可以防治很多疾病。早在唐代的医学家陈藏器就看到了这一点，提出："诸药为各病之药，茶为万病之药。"高度地评价了茶对人的保健作用。具体地说，茶的主要作用是：

1. 提神醒脑

"北窗高卧鼾如雷，谁遣香草换梦回。"这是陆游《试茶》诗中的雅句，说明茶叶有提神醒脑的作用。就连唐代大诗人白居易，也用"破睡见茶功"的诗句来赞扬茶叶的提神醒脑作用。茶叶之所以提神，是因为茶叶中含有咖啡因，而咖啡因具有兴奋中枢神经的作用。

2.利尿强心

俗话说："茶叶浓，小便通。三杯落肚，一利轻松。"这是指茶的利尿作用，故饮茶可以治疗多种泌尿系统疾病，如水肿、膀胱炎、尿道炎等。对于泌尿系统结石，茶叶也有一定的排石作用。福建医科大学曾在安溪茶区对1080人进行了调查，发现喝茶与减少冠心病的发生很有关系。不喝茶的人群冠心病的发病率为3.1%，偶喝茶的为2.3%，常喝茶的为1.4%。可见，常喝茶对预防冠心病确有好处。这是因为茶叶中所含的咖啡因和茶碱，可直接兴奋心脏，扩张冠状动脉，使血液充分地输入心脏，提高心脏本身的功能。

3.生津止渴

《本草纲目》中说："茶苦味寒……最能降火。火为百病，火降则上清矣。"唐代《本草拾遗》亦云："止渴除疫，贵哉茶也。"尤其是在夏天，茶是防暑、降温、除疾的好饮料。

4.消食解酒

饮茶能去油腻，助消化，逢年过节，加菜食荤，泡饮一杯浓茶，便容易化腻消食。这是因茶中含有一些芳香族化合物，它们能溶解脂肪，帮助消化肉类食物。我国边疆一些以肉食为主的少数民族深明此理，他们说："宁可一日无油盐，不可一日无茶饮。"茶之所以解酒，是因为茶叶中的咖啡因能提高肝脏对物质的代谢能力，增强血液循环，有利于把血液中的酒精排出体外，缓和与消除由酒精所引起的刺激。因此，在酒后泡饮好茶一杯，有助于醒酒和解除酒毒。

5.杀菌消炎

实验证明，茶叶对大肠杆菌、葡萄球菌以及病毒等都有抑制作用，这是因为茶叶中的儿茶素和茶黄素等多酚类物质会与病毒蛋白相结合，从而降低病毒的活性。茶叶浸剂或煎剂，对各型痢疾杆菌皆有抗菌作用，其抑菌效果与黄连不相上下。

6. 降压、抗老防衰

茶叶中所含的有效成分是茶多酚、维生素C和维生素PP，这些成分能降脂、降血压和改善血管功能。据《国外茶叶动态》报道，有80例高血压患者，参加饮茶治疗临床实验，能在5天之内使血压恢复平常者有50例。一般认为：从降血压来说，绿茶疗效优于红茶。茶的抗老防衰作用，是茶叶中含有的维生素E和各种氨基酸等化学成分综合作用的结果。在日本，据说"茶道"人士多长寿，而且气色好、皮肤润，这与他们经常饮茶有密切关系，故日本有人称"茶叶是长生不老的仙药"。

除上述作用外，茶叶还具备不少保健、医疗作用，因此，坚持经常喝茶，有益于身体健康。但喝茶也还必须讲究方法，懂得科学饮茶。具体方法如下：

首先要根据不同的体质、年龄以及工作性质、生活环境等条件，选择不同种类的茶叶，采用不同方式饮用。从体质方面看，身体健康的成年人，饮用红、绿茶均可；老年人则以饮红茶为宜，可间接饮一杯绿茶或花茶，但茶汤不要太浓。对于妇女、儿童来说，一般以淡绿茶为宜，儿童还可提倡晨起以茶漱口。少女经期前后，性情烦躁，饮用花茶可疏肝解郁、理气调经。更年期的女性，也以喝花茶为宜。孕期适当饮用绿茶有好处，因绿茶中含有较多的微量元素锌；产妇在临产前，宜饮红茶，若加红糖更好。患有胃病或十二指肠溃疡的病人以喝红茶为好，不宜多喝浓绿茶。有习惯性便秘的，应喝淡红茶。睡眠不好的人，平时应饮淡茶，且注意睡前不能饮茶。对于心动过缓或房室传导阻滞的冠心病人，可多喝点红、绿茶，以利于提高心率。患有前列腺肥大的人，宜喝花茶。手术后的病人，宜喝高级绿茶，以利于伤口愈合。从工作性质来看，体力劳动者、军人、地质勘探者、经常接触放射线和有毒物质的人员，应喝些浓绿茶。脑力劳动者也应喝点高级绿茶，以助神思。

其次，要重视泡茶用水。泉水甘洌，质清味美，因此，泡茶用水以泉水为上。泉水泡茶最佳，江河水又何尝不美。大诗人白居易曾写诗赞赏江水煮茶，诗曰："蜀茶寄到但惊新，渭水煎来始觉珍。"但江河之水，近市镇和工矿区易受污染，最好到远离市镇和工矿区的地方汲取净水。此外，井水亦可泡茶，有些井水的水质也很好。但井水在地层流动中溶解的物质较多，硬度较大，一般属硬水；而且井水不见天日，与空气接触少，水中溶解氧和二氧化碳气体也少，泡茶不够鲜爽，因此，茶圣陆羽说井水泡茶为下。池塘水，水量少而不流动，污染后难以自净，水质往往较坏，用它泡茶最差。

还有，要选择好的茶具。常用的茶具五花八门，各具特色，但最好的是江苏宜兴紫砂茶壶、江西景德镇的白瓷或者瓷茶杯。在不同的茶具中，即使放入同样质量的茶叶和水，冲泡出来的茶，色、香、味也各不相同。

再有，要讲究科学的冲泡方法。饮茶最好用茶壶冲泡，然后再将茶汤倒入茶杯中。这样不仅有利于茶香的保存，而且还能节省茶叶。用茶杯直接泡茶，容易使茶香散失，茶汤是先浓苦后淡薄，影响饮茶效用。饮用一般的红、绿茶，每杯用茶3克左右，200毫升沸水冲泡三五分钟，即可饮用。但一些名茶则有特异的泡法，如福建乌龙茶，头一泡要随泡随饮，冲泡第二次时间要稍长，约一分钟左右，以后随着冲泡次数延长些，但不能过长。

尽管茶对人体极其有利，但也不是"有百利而无一弊"，若过多或不适当地饮茶往往会带来许多不良后果。如茶叶中的茶碱、鞣酸对胃肠道有刺激，多饮浓茶尤其是空腹饮茶可引起胃部不适、胃痛，诱发和加重胃或十二指肠溃疡。茶叶中的鞣酸有收敛作用，有人发现许多严重便秘的年轻人与饮茶过多有关。此外，过多饮茶可引起贫血，在以色列，茶是婴儿的普通饮料，那里的婴儿缺铁性贫血发病率竟高达26%～68%。这是因为茶中的鞣酸在肠道内可与铁生成不溶性的鞣酸铁盐，不能被机体吸收利用。由于铁的吸收受到影响，使铁的贮存量降低，久而久之就出现缺铁性贫血。有些人因为怕麻烦常用茶水服药，这也是不对的。茶不能同小苏打、安眠药、奎宁、铁剂等药物同时服用，因为茶叶中的大量鞣酸，可同药物中的蛋白质、生物碱及金属盐等发生化学作用而产生沉淀，影响药物疗效，甚至失效。还要指出的是，在临睡前，不宜服用大量浓茶，这样会引起失眠，即使再服镇静药物，也无济于事。

书法与养生

　　练习书法不但是一种令人愉快的精神生活，也是一种艺术享受，又是一种健身活动。

　　练习书法讲求姿势正确，即要求头正身直、臂开足安、悬肘松肩平气凝神、排除杂念。表面看起来挥毫启笔只有手在动，实际上是手指、腕、肘、肩带动全身的运动，将精、气、神全部倾注于笔端。

　　整个过程酷似打太极拳，又像练气功。意、力并用，动静结合。即增强了手、脑的协调能力，又锻炼了四肢的功能。

　　练习书法还可调节情绪，尤其是当完成一幅作品，看到自己的劳动成果时，会有一种快慰感。一幅成功之作，还会使人沉浸在艺术美的意境中，得到很好的精神享受。

　　练习书法可益寿延年。许多老年学家认为，书法艺术与延年益寿有着密切的内在联系。从历年大书法家的年谱也可看出，多数都是长寿者。

　　练习书法的要求也与气功和太极拳的宗旨不谋而合。因此练习书法与练太极拳、气功一样，它们在健身益寿方面有着异曲同工之处。

很多练习书法的人也有这样的体会，心情烦闷的时候，练练书法，会使人忘却一切烦恼。情绪躁狂的时候练习书法，会使人头脑冷静，荣辱皆忘。可见练习书法对健康大有裨益。

历代著名书法家的年龄情况就是很好的例子。俗话说"人活七十古来稀"，而历代书法家却有很多人活到了七八十，甚至八九十高龄。例如，唐代的柳公权87岁，欧阳询84岁，虞世南80岁；其后的徐浩79岁，杨凝式81岁，杨维祯74岁，文徵明89岁，刘世安85岁，梁同书92岁，翁同龢85岁，包世臣80岁，何绍基74岁，等等。可见，练习书法的确有助于人的健康。

✿ 绘画与养生

绘画有国画、油画、版画等之分。国画是用中国特有的笔墨、色彩、纸绢等绘制出来的美术作品。而油画起源于西方国家，又分古典派、浪漫派、学院派、印象派等。

绘画是一种陶冶性情的极好形式，对健康非常有益。提笔作画之前，要有一个严谨的构思过程，或山水花鸟，或人物、动物，从立意到主题乃至图的结构，都要有一个深思熟虑的构想。

提笔作画时，又要手、眼、脑密切配合，将自己所要表达的主题准确生动地表现在画面上。

绘画过程又是一种运动方式，无论是站立还是坐着，都要用全身之力，聚精会神。手指、手腕、肘、肩同时运动，协调一致。粗犷之处，一挥而就，大刀阔斧；细腻之处，犹如发丝蝉翅，一丝不苟。

绘画运笔之时，或以功见长，或以气夺人，都可使人的情绪处于沉心静气、平和愉快的状态之中。

当一幅满意的作品完成时，又令人产生一种成功之后的喜悦，非常有益于心身健康。

绘画艺术与体育中的太极拳、气功也有许多相似之处，能使大脑和内脏器得到调整，四肢、关节得到锻炼，平衡脏腑气血，使机体代谢功能处于活跃状态，尤其能提高手、眼、脑的协调能力。因此，经常作画可有效地延缓身体的衰老，使人健康长寿。

垂钓与养生

垂钓可谓是一种超然脱俗的活动。静中有动、动中有静。对于净化人的心境、锻炼人的意志有着神奇的作用，有人称垂钓是一种"轻体育"活动。

垂钓之时，大部脑神经处于休息状态，只有一小部分神经在活动，是一种很好地休息。但眼、脑、手又要密切配合，全神贯注地观察动静，专心致志，一旦鱼儿上钩，又要反应敏捷，从而锻炼了视觉功能和大脑反应能力。

钓鱼者要有很强的耐力，这是一种体能的消耗过程，又是心态的调整过程，也是培养毅力的过程。难怪众多名家诗人将垂钓的情形描绘得栩栩如生，有声有色，给后人留下大量脍炙人口的诗篇和精彩生动的典故。

的确，静坐在河边塘侧，置身于大自然的景色之中，呼吸着新鲜空气，面对旷野村色，不愁不忧，不急不躁，心胸开阔，悠然自得，疲劳烦恼皆无。

钓鱼养生健体，已成定论，其中情趣妙不可言。心情易躁者垂钓时可变得温顺恭谦，情绪低沉者垂钓时可变得心胸开阔。

总之，垂钓是一项既有魅力又有益健康的活动方式，愿更多的人能够享受其中的乐趣，以祛病延年。

🦋 育花与养生

花草是大自然的精华，是美的化身。

赏花可调节人的情绪，如置身于青枝绿叶中，会使人感到生机蓬勃，精神焕发。观赏千姿百态、姹紫嫣红的花卉，会使人产生一种陶醉的感觉：洁白如玉的，素洁高雅；娇艳似火的，热烈潇洒；黄灿如金的，富贵光华；翠绿如滴的，宁静娴雅。房前屋后，几丛鲜花，顿感生机盎然，室内庭院，点点翠枝，平添乐趣无限，宛如神仙一般。

五颜六色的鲜花，不仅从心理上使人心醉神怡，在生理上也能使人大受裨益。如浅蓝色的花朵，有良好的镇静作用，红色的花朵，能刺激食欲，赭色的花朵有调节血压的作用。

另外，很多花本身又是药材，如紫薇、茉莉、金银花、菊花、百合等，即可观赏又能入药。还有一些花草如芦荟，即可食用又可药用，具有美容健身作用。

许多花木还可吸收空气中的有害物质，起到净化空气的作用。如美人蕉吸氟的能力很强，夹竹桃可吸收氯气，樱花、玉兰、桂花、腊梅可减少空气中的汞含量，石榴花可吸收铅，许多花的枝叶还能吸附空气中的灰尘。

养花育草又是一种令人愉快的劳动。浇水、施肥、修枝、灭虫等，劳动强度虽然不大，但可舒筋活络，解除疲劳，增强体内新陈代谢。

特别是当看到自己亲手培育的花草发芽吐绿、花蕾绽开的时候，那种愉悦的心情是无法形容的。有一点需要注意，绿色植物一般都在夜间代谢，吸收空气中的氧气，排出二氧化碳（芦荟是在夜间放出氧气）。因此，不要在卧室里摆放过多的花草，以免影响室内空气中氧气的含量。

旅游与养生

旅游可以使我们饱览大自然的奇异风光和历史、文化、习俗等人文景观，获得精神上的享受；同时，置身在异域他乡的风景中，呼吸一下清新的空气，让身心做一次短暂的"流浪"，可有效地消除紧张状态，陶冶性情。旅游还可以调节神经功能，开阔胸怀，增加知识，益智健脑。因而从古到今，人们都十分重视旅游，今天，旅游更成为人们生活中修身养性必不可少的内容。

我国古代的许多诗人、帝王都很喜欢旅游。他们把游历名山大川当成吟诗作赋的创作源泉，很多名篇佳作都是在旅游中诞生的。他们在旅游中有感而发，借景抒怀，诗人李白的"朝辞白帝彩云间，千里江陵一日还，两岸猿声啼不住，轻舟已过万重山"和"日照香炉生紫烟，遥看瀑布挂前川，飞流直下三千尺，疑是银河落九天"就是他游长江三峡和庐山时写下的脍炙人口的诗篇。范仲淹的《岳阳楼记》则更是由于他看到衔远山、吞长江、气势磅礴的洞庭湖，而发出了"先天下之忧而忧，后天下之乐而乐"的感慨，很好地表达了他忧国忧民的情怀。

清代的乾隆皇帝可以说是历代帝王中的长寿者，享年89岁。他喜欢长期在外旅游，传说中曾七次下江南，久居深宫的皇帝偶尔到大自然中、到民间去走一走，呼吸一下乡野新鲜空气，体会另一种生活，不为天下事所累，得到全身心的放松，这对他的心情和健康无疑是大有裨益的，在旅行中养生，这也是乾隆皇帝得以长寿的原因之一。

的确，融入大自然，去感受那湛蓝明澈的天空，温煦明媚的阳光，徐徐柔和的微风，浩瀚的大海，清爽的海风，千层叠翠的山峦，飞瀑人流，鸟语花香。这一切无不让人感到心旷神怡，烦恼和疲劳便消散得无影无踪。若攀山登岩，泛舟竞渡，则可以促进气血流通，增进新陈代谢，强健心肺。

旅游虽然有利于健康，是养生的一种方式，但也要注意因人、因地、因时而异，具体可因旅游者的年龄、情感需求不同而作改变。比如登山涉水、长途旅行、漂洋过海、探险览胜等适合于青壮年人和体力较好者。而泛舟湖上、品茗赏月等就适合于中、老年人和体质较弱者。

游山，山林的清爽深邃会使人情怀安宁幽静。临水，湖海的宽广坦荡则使人心胸开阔。春季风和日丽，天地气清，自然生发之气始生，此时顺应生机，精气勃发，舒展向外，因而春季踏青便是一项有益生机的活动。夏季气盛，万物繁茂，但天气炎热，暑热之气易耗气伤阴，如漫步山林或泛舟湖上，则会使人顿感清凉，神清气爽。秋季气清，秋高气爽，万物结实，是旅游的最佳时机，无论登山还是游水，都将令人其乐无穷。冬季气寒，阳气蛰伏，一般不提倡远行，然踏雪赏梅，看满天飞雪，却也别有一番滋味。其实山不在高，贵有层次，水不在深，妙于曲折，只要懂得其中奥妙，神驰其间，怡情悦性，就能有益于我们的健康。

🌸 音乐与养生

音乐，可以欣赏，可以自娱，包括唱歌与演奏乐曲。欣赏音乐可以使人情绪改变，而弹拨或唱歌则不仅可以调节情志怡养心神，还可直接宣泄情绪。音乐可以表达思想感情，抒发内心情怀，可以引起人的共鸣。《礼记·乐记》说："诗言其志也，歌咏其声也，舞动其容也，三者本于心，然后乐器从之，是故情深而文明气盛而化神，和顺积中而英华发外。"故养生的音乐只能是文明健康、美妙动听而感人的音乐。消极颓废的音乐则非养生所宜。《吕氏春秋·孟春纪》曰："靡曼皓齿，郑卫之音，务以自乐，命之曰伐性之斧。"说的就是这个道理。音乐的养生保健作用体现在如下几个方面：

（一）抒发情感，调节情志

音乐用其特殊的语言形式，满足了人们宣泄情绪、表达愿望的需求，而情感的适当抒发对人的健康十分有利。音乐不仅可以表达情感，还能通过其旋律的起伏和节奏的强弱调节人的情志。《寿世全书》说："声音感人之道，其效力速于训话与身教……况丝竹能陶冶性情，讴歌能发抒抑郁，故无论男女，当值业余之时，或安弦操漫，或铁板铜琶，或引吭高歌，或曼声徐度，于身心二者，交有裨益。"音乐使人的感情得以宣泄，情绪得以抒发，故可令人消愁解闷，心绪安宁，胸襟开阔，乐观豁达。正如音乐家冼星海所说："音乐，是人生最大的快乐；音乐，是生活中的一股清泉；是陶冶性情的熔炉。"

（二）调和血脉，怡养五脏

《乐记》中说："音乐者，流通血脉，动荡精神，以和正心也。"的确，通过音乐可以调节情志，使人欢悦，故而令周身脉道通畅，气血调达。古人认为五声音阶中的宫、商、角、徵、羽五音，分别与五脏有不同的调节作用。宫音悠扬谐和，助脾健运，旺盛食欲；商者铿锵肃劲，善制躁怒，使人安宁；角音条畅平和，善消忧郁，助人入眠；徵音抑扬咏越，通调血脉，抖擞精神；羽音柔和透彻，发人遐思，启迪心灵。说明音乐确能起到和血脉、调五脏的作用。

（三）动形健身

音乐不仅可以通过听赏而令人心情舒畅，气血和调，演奏不同的乐器或伴随优美的乐曲而翩翩起舞还可使人通过动形而健身。各种不同乐器通过吹、拉、弹、拨等动作，使心、手并用，既抒发情感，也活动肢体，而且，手指的活动还可以健脑益智。在音乐的旋律中，舒展身体，轻歌曼舞，使人情动形动，畅情志而动筋骨，从而达到动形健身的目的。

现代医学研究表明，音乐的活动中枢在大脑皮层右侧颞叶。轻松、欢快的音乐能促使人体分泌一些有益于健康的激素、酶、乙酰胆碱等活性物质，从而调节血流量和兴奋神经细胞，音乐还可以改善人的神经系统、心血管系统、内分泌系统和消化系统的功能。

❀ 舞蹈与养生

跳舞是一种有益于身心健康的高雅文娱活动。一般可分为比赛、观赏的国标、西班牙舞、伦巴、吉特巴、恰恰舞等和广大群众喜闻乐见的交谊舞。老年人不宜参加激烈的体育运动，而交谊舞可谓是一种适宜的体育锻炼。有人专门做过试验，跳1小时的华尔兹舞，相当于人们步行两公里的路程。跳舞能促进全身血液循环，使身体各器官及各部位肌肉得到充分的滋养，加快新陈代谢。实践证明，在紧张的劳动之余或晚餐后安排适当的时间跳舞，可以减少消化不良、肥胖、痔疮、高血压和动脉硬化等病症的发生。能够促进大脑更好地休息，有益于夜间睡眠。某些代谢性疾病通过跳舞可以得到防治。

跳舞不是单一的运动，它总是伴随着音乐，是运动糅于音乐，音乐配以运动的一种综合活动。音乐是舞蹈的灵魂。舞蹈不仅是外部形体的配合，更需要内心情感与节奏的默契。跳舞关键是要陶冶对音乐的情趣，所以中老年人应选择合适的轻音乐，随心所欲翩翩起舞。优美的轻音乐使人感到心旷神怡，悠然自得，不但使你的精神愉快、食欲增加、体力恢复、疲劳消除、睡眠改善，而且还能治疗许多疾病，如精神抑郁症、社交障碍症，并有明显降低血压或减轻临床症状的作用。当然跳交谊舞也要适度，一般一周3～5次为宜，每次不宜超过3个小时，注意劳逸结合，防止过度疲劳，过犹不及。

跳舞虽然是一种很好的娱乐活动，但在进行时也应注意一些卫生方面的问题：跳舞的场地要宽敞，通风要保持良好，避免场地过于狭窄，造成人员过于拥挤，空气污浊。其次跳舞应掌握好时间，时间不要过长，中间应有适当间歇，更不要终日沉迷于舞场而荒废时间，影响身心健康。

🦋 弈棋与养生

棋是一种千变万化、奥妙无穷的文娱活动。当弈棋时，心神集中，意守棋局，神情专一，杂念尽消；或谋定而动，谈笑风生，以决胜负，乐在棋中。当一举势成，则心中亮快；一招失误，牵动全局，又紧张分析，专意谋略。神情有弛有张，心潮一起一伏，客观上起着调节之功，故有"善弈者长寿"之说。

下棋，能锻炼思维、开发智力。在棋盘上两军对垒，行兵布陈，虽然只有可数的棋子，但变化无穷，趣味横生。它是思维的较量、智力的角逐。中青年人下棋，锻炼思维，开发智力；老年人下棋，能减慢脑细胞的衰亡，有养生延年之功。

下棋，可用棋盘增进友谊。邀朋友至家中，摆好棋盘，来上几局，会觉得心胸舒坦。出门在外，住院病休，以棋会友，联络感情，会使人身处异地，却无寂寞孤独之感。

退休老年人，常因精神没有寄托而有损于心身，要使这种孤独、苦闷、无聊的生活状态发生变化，弈棋活动是个好办法。因为老年人身体虚弱，多有慢性痼疾，不宜做剧烈的体育活动。下象棋能使人"康宁无疾"，乐在棋中，则聊以忘忧。《古今笑史》载患者李讷"往往躁怒作，家人辈则密以弈具陈子前，讷一睹，便忻然改容，取子布算，都忘其患矣"。弈棋可活跃思维，"至老嗜欲不衰"。

弈棋可治病，亦可致病，所以下棋必须注意以下几点：①以棋会友，以棋治病，不要一味计较输赢。下棋对阵，横车跃马，背水布阵，杀上几盘，总有胜负。若赢者心自欢，输者耿于怀，反使心境郁结，深受其害。犹如"水能浮舟亦能覆舟"，务须置输赢于度外，双方才能达到提高心理健康的作用。②不能耗神过度。弈棋之魅力非凡，往往"弈而忘返"，通宵达旦，虽外无倦容，实内心渐耗。因此严禁"杀盘"过多，一般3～5盘（2小时左右）即可各自收兵安养生息，积精养神方为良作。

穿衣与养生

从书画书本与电视等宣传中我们可以看到，古人穿的衣服和现在大不一样，这是时代的标志。古时候人穿的衣服不管是达官贵人还是平民百姓，只是衣料、颜色、质量的区别，而样式却大同小异，给人的总体感觉是宽松得体、落落大方。

古时候的衣料大多为棉麻制品，上等的衣料大多为绫罗绸缎，特点是穿着舒适、覆盖面广、透气性强，即便是在炎热的夏天，他们也知道保护自己的重要部位，发明了"兜肚""主腰"等衣物。从现在的观点看来，这的确有利于皮肤的代谢或汗毛孔的呼吸，不易刺激皮肤而致敏。因不长期裸露肩部而少有肩周炎，因不长期裸露腰部而少有腰痛病，因不长期裸露脐部而少有腹痛腹泻病，而且夜间睡眠时讲究不衣而睡，这对全身的血液循环的确是有益的。正是他们少思寡欲，对衣食没有特殊的讲究，"美其食任其服"，从而在此方面得到了保健养生的益处。

而很多现代人穿衣服时把美观放第一位，丝毫没有保健的意识。有些人在热天不知道保护自己身体的重要部位而敞胸露背，使腰部、脐部整天裸露在光天化日之下，日久天长，总有一些身体状况较差的人会因这些部位的受损而致病，可他们却全然无知，所穿衣物也可能因长期的化学物质刺激而导致皮肤过敏等疾病，这些都是与养生保健背道而驰的。

第十章
四季与养生

春季养生

春天阳气升发，冰雪消融，万物复苏。正像《黄帝内经》里提出的春天阳气上升，渐渐向外发散，所以生育万物，显示出应有之姿容。自然界呈现出一派生机勃勃的景象。因此，春季养生宜顺应阳气自然升发舒畅的特点，以养肝为要务。

（一）注重调摄情志

中医认为，肝属木，喜条达，与春令升发之阳气相应。此时如果不注意情志调摄，肝气抑郁，则会生出许多病来。如情志不遂，肝阳上亢，血压升高，有心脑血管病者还容易发生中风；患有精神分裂症的人，到了春天易复发。因此，春天应顺应阳气升发的自然规律，方可使肝气顺畅条达，"以使志生"。这就要求做到，学会自我调控和驾驭好情绪，遇到不快的事要戒怒，并及时进行宣泄，可防肝气郁结。培养乐观开朗的性格，多些兴趣爱好。《寿亲养老新书》里载有十乐：读书义理、学法帖字、澄心静坐、益友清谈、小酌半醺、浇花种竹、听琴玩鹤、焚香煎茶、登城观山、寓意弈棋。清代画家高桐轩也有耕耘之乐、把帚之乐、教子之乐、知足之乐、安居之乐、畅谈之乐、漫步之乐、沐浴之乐、高卧之乐、曝背之乐。学学古人的"十乐"，对春天养肝大有裨益。

（二）保证睡眠质量

睡眠，古人称为"眠食"。曾国藩有"养生之道，莫大于眠食"的名言。英国大剧作家莎士比亚将睡眠誉为"生命筵席"上的"滋补品"。世界卫生组织确定"睡得香"为健康的重要客观标志之一。研究表明，睡眠是人类自身对脑和整个神经系统的有效调节。在高质量睡眠状态下，体内会出现一系列有利于生理、生化的变化，起到祛病延年的作用。《黄帝内经》中说："人卧血则归于肝"。现代医学研究证实，睡眠时进入肝脏的血流量是站立时的7倍。流经肝脏血流量的增加，有利于增强肝细胞的功能，提高解毒能力，并加快蛋白质、氨基酸、糖、脂肪、维生素等营养物质的代谢，从而维持机体内环境的稳定，抵御春季多种传染病的侵袭。因此，我们每一个人都要注重科学睡眠。

青少年和中年人每天需睡8小时，60岁以上老年人7小时左右，80岁以上老年人应睡8～9小时，体弱多病者可适当增加睡眠时间。坚持睡前用热水洗脚。晚饭莫过饱，睡前莫喝浓茶及咖啡。讲究睡姿，睡时应"卧如弓"，以右侧卧位，睡眠方向以头南脚北为宜。要有静谧的睡眠环境，室内空气新鲜，温湿度适宜，床铺舒适，利于进入甜蜜的梦乡。

（三）宜吃温补食物

春天饮食应遵从《黄帝内经》里说的"春夏养阳"的原则，适当多吃些温补阳气的食物。李时珍在《本草纲目》中说："韭叶热根温，功用相同，生则辛而散血，熟则甘而补中，乃肝之菜也。"春天适量吃些性温的韭菜，可起到补人体阳气，增强肝和脾胃功能的作用。葱一身都是药，其叶能利五脏，消水肿；葱白可通阳发汗，解毒消肿；葱汁可解毒，活血止痛；葱根能治痔疮及便血。大蒜有解毒去瘀之功，每天吃几瓣大蒜，对预防春天呼吸道和消化道传染病有良好作用，并能清洁血液，有益于心血管健康。饮食上宜甜少酸。中医认为，春为肝气当令，若食酸过多，易使肝气偏亢，克伐脾土，影响脾的运化转输功能。所以，唐代医家孙思邈说："春日宜省酸，增甘，以养脾气。"大枣、山药最宜于春季食用，李时珍称赞大枣"气味甘平，安中，养脾气，平胃气，通九窍，助十二经，补少气、少津液、身中不足，大惊四肢重，和百药，久服轻身延年"。山药味甘性平，具有健脾养肝、滋肺益气、补肾固精等功效，可用枣、山药与大米、小米、豇豆煮粥食用，以健脾养肝益胃，滋阴润燥。春天要多吃蔬菜和野菜，如黄豆芽、绿豆芽、香菜、春笋、莴笋、菠菜、香椿、荠菜、芹菜、油菜、蒲公英、柳芽等，既能补充多种维生素、无机盐及微量元素，又可清热润燥，有利于体内积热的散发。忌吃油腻、生冷、黏硬食物，以免伤及肝脾。

（四）坚持运动

万木吐翠的春天，正是采纳自然阳气养肝的好时机，而运动则是绝好的方法。中医认为，肝主筋。坚持锻炼则能舒筋活络，有益肝脏健康。《黄帝内经》中说："春三月，此谓发陈，天地俱生，万物以荣，夜卧早起，广步于庭，披发缓形，以使志生。"此时各人应根据自身体质状况，选择适宜的锻炼项目。清晨、傍晚及节假日，可漫步于芳草小径，舞拳弄剑于河畔林间，或去郊外踏青问柳，游山戏水，赏花行歌，登高望远，神悠悠，思悠悠，身心融入大自然之中，人天合一，无形之中就增强了心身健康。

（五）克服春困

春困是人体因自然气候、气温回升而产生的一种暂时生理现象。

人们在寒冷的冬季和初春时，受低温的影响，皮肤汗腺收缩，以减少体内热量的散发，保持体温恒定。进入春季，气温升高，皮肤毛孔舒展，供血量增多，而供给大脑的氧相应减少，大脑工作受到影响，生物钟也不那么准了。暖暖的春阳，磁场强度增大，机体自然也对这些做出反应。在冬季里，因为紫外线及阳光照射不足，机体内缺少足够的维生素D，使得机体的免疫力和工作能力降低了许多。加上维生素摄入也少，所以当春天来临的时候，身体功能大多处于半昏睡状态。因此，在冬春之交，我们对天气的变化特别敏感。有人把这称为"春天疲劳症"。

春困虽然不是病，但也会影响人们的学习和工作，比如对学习压力大的学生、工作繁忙的白领、须精力集中的司机等，春困都是他们很苦恼的一件事。

那么随着春天的到来，人们该如何远离春困呢？

有人认为，只要春天多睡就不会发困了，其实不然。一般情况下，成年人每天睡眠8小时左右就可以了，再增加睡眠反而可能降低大脑皮层的兴奋性，使之处于抑制状态，人会变得更加昏昏欲睡，无精打采，结果是越睡越困。预防春困的科学做法可以从以下三点做起：

方法一：生活节奏要规律

要克服春困，首先生活节奏要把握好，不要三天两头冲动行事，要学习就熬通宵，要休息就睡整天，睡觉时间时早时晚。这是不适宜的，应养成比较有规律的生活习惯。

实践证明，对冬日里养成的生活习惯做适当调整，使机体逐渐适应春季气温上升的气候，是解除春困的关键一环。例如，冬天为保暖，通常会关门闭户，到了春天就要经常开门窗，使室内空气流畅。起居方面也要注意保证一定的睡眠时间，足够的睡眠有助消除疲劳。

方法二：多运动

大地回春、万物复苏的时节，应多进行户外活动，进行适量的健身锻炼项目，可有效地改善生理机能，使身体呼吸代谢功能增大，加速体内循环，提高大脑的供氧量，春困就会缓解。比如清晨信步漫行、做操、跑步、打太极拳对于振奋精神十分有益。

方法三：饮食调理

现代医学研究认为，春困与人体蛋白质缺少、机体处于偏酸环境和维生素摄入不足有关，因此春困时调理饮食应注意增加蛋白质的摄入，如适当增加鱼类、鸡蛋、牛奶、豆制品、猪肝、鸡肉、花生等食物的摄入。"当春之时，食味宜减酸益甘，以养脾气。"所以春天来临时要注意多食碱性食物，中和体内酸性产物，消除疲劳。不可多食寒凉、油腻、黏滞的食品，更不可过多饮酒。最好每天多吃些新鲜蔬菜和水果。蔬菜中含碱量较多，多吃蔬菜水果对改善春困非常理想。

维生素C有制造细胞间粘连物质的作用，对人体细胞的修补和增长很有帮助；B族维生素有防止神经系统功能紊乱、消除精神紧张的作用。所以，多食含有丰富维生素的食物和蔬菜，对解除春困有积极作用。

此外，营养专家还提出以下建议：

一日三餐不要吃得太饱，最好一天能吃三到五顿，否则胃过度膨胀，人就容易犯困。

很多人早上不吃早餐，这会造成了大脑供糖不足，注意力不易集中、昏昏欲睡。其实，早餐一杯牛奶外加几片面包是不错的选择。但牛奶最好别空腹喝，一定要与淀粉类食物结合。

缺锌会影响认知和注意力的集中，而海产品诸如紫菜、海带中，蕴含有丰富的锌，每周进食这类食物1～2次是有益的。

当春困袭击了你，你又该如何把它赶走呢？以下是颇为实用的一些方法：

方法一：触觉刺激

困倦思睡时，用具有芳香气味的牙膏刷牙漱口，并用冷水洗脸，能提高机体神经系统的兴奋度，从而达到消解春困的目的。

方法二：视觉刺激

走出室外，到郊外、湖畔、泉侧、海滨、山巅，举目眺望。如果长期在室内，也可在室内添置一些色彩艳丽并富有生机的饰物以及花草，给人以一种赏心悦目之感。良好的视觉刺激，有利于消除春困。

方法三：味觉刺激

吃点苦酸麻辣的食品，亦可泡杯浓茶或咖啡，以解困意。

方法四：嗅觉刺激

困倦时，可闻闻风油精、清凉油、花露水以及点燃的卫生香味道，可驱除困意，振作精神。如果能因地制宜，在居室、阳台或庭院中种养一些有芳香味又可提神的时令花草，对缓解乏意也有益处。

方法五：听觉刺激

困倦时，听些曲调优美明快、有激励振奋人心作用的音乐或歌曲，以愉悦身心，或者欣赏一些相声、小品、笑话及喜剧影视，在获得欢笑中，兴奋神经，驱除困意。

方法六：活动肢体

有困意时，活动活动肢体，可舒筋活血，通利关节，也可使大脑兴奋起来。

夏季养生

夏天，指阴历四月至六月，即从立夏之日起，到立秋之日止。期间包括立夏、小满、芒种、夏至、小暑、大暑等六个节气。一年四季中，夏季是阳气最盛的季节，气候炎热而生机旺盛。此时是人体新陈代谢旺盛的时期，阳气外发，阴伏在内，气血运行亦相应地旺盛起来，活跃于机体表面。皮肤毛孔开泄，而使汗液排出。通过出汗以调节体温，适应暑热的气候。夏季养生应注意的原则是：

（一）精神调养

夏季烈日酷暑，腠理张开，汗液外泄，汗为心之液，心气最易耗伤，所谓"壮火食气"使然。夏季神气调养要做到神清气和，快乐欢畅，胸怀宽阔，使心神得养。因此，在夏季，应有广泛的兴趣爱好，多参加一些文娱活动、夏令营活动、外出旅游、消夏避暑等，这样既使人心旷神怡，又可锻炼身体。

（二）起居调养

夏季阳热之气盛，人应晚睡早起，顺应自然，保养阳气。由于夏季气温整天都特别高，晚上睡眠时间较短，要适当午睡，以保持充沛的精力。夏季暑热外蒸，汗液大泄，毛孔开放，肌体最易受风湿邪气侵袭。如果不注意调摄，在人体气血虚弱时再遇邪气侵袭，很容易引起手足麻木不遂、面瘫等病。

（三）饮食养生

夏季阳气在外，阴气内伏，人的消化功能较弱，食物调养应着眼于清热消暑，健脾益气。因此，饮食宜选清淡爽口、少油腻易消化的食物。酷暑盛夏，因出汗多，应注意补充水分、盐类和维生素，起到清热解暑的作用，如西瓜、绿豆汤、赤小豆汤等，但切忌因食凉而暴吃冷饮，生冷瓜果等，否则，饮冷无度会使胃肠受寒，引起疾病。

（四）运动调养

夏季的运动锻炼对健康起着重要的作用。夏天气候炎热，对人体消耗较大，若长时间在阳光下锻炼可能引起中暑，所以，最好在清晨或傍晚天气凉爽时，到公园、河岸、湖边或庭院，选择合适的项目锻炼。

（五）防病保健

夏令天暑地热，若人体正气不足，湿热之邪常乘虚而入，容易引起暑病。在夏季要科学安排工作、学习时间，做到劳逸结合，防止在烈日下过度暴晒，注意室内降温措施，使居室环境尽量通风凉爽，保证睡眠，注意饮食。家里备些防暑饮料和药物，如藿香正气水、西瓜、酸梅汁、绿豆汤等。

（六）夏令进补

夏天，酷热天气使人体出汗很多，损耗了大量体液，并且又消耗了各种营养物质，因此很容易感觉到身体乏力和口渴。这是一种耗气伤阴的表现，会影响到脾胃的功能，引起食欲减退和消化功能下降，因此不少人在夏季表现为气虚或气阴两虚。根据中医虚则补气的原则，夏天也应该注意进补。

夏天进补，以清补、健脾、祛暑、化湿为原则，一般以清淡的滋补食品为主，如鸭子炖冬瓜是夏天食补之佳品。另外，如瘦猪肉、鲜瓜果、芡实、绿豆等食品都是夏天用以清补的食疗佳品。

夏天吃些米粥，对食欲减退或消化功能下降的老年人更为合适，粥所含营养亦很丰富，又能帮助消化，用新大米熬成黏黏稠稠的米粥，清香怡人。还可再加上各种杂粮、蔬果等使之具有和胃、补脾、清肺、利便等功效。如绿豆粥，清热解毒，清凉解渴；芹菜粥，去伏热，利大小便；藕粥，调中气，和胃生津；薏仁米粥，清湿热，利肠胃；白扁豆粥，健脾和胃，增进食欲；百合粥，润肺调中等。

夏天喝饮料应以解暑、清热、生津、益气、养阴为主，可饮些橙汁、苹果汁、柠檬汁、菠萝汁、山楂汁、西瓜汁等瓜果汁类的饮料，这些饮料营养丰富，有一定的食疗作用。酸梅汤也是人们夏天喜爱的饮料，不但酸甜可口，而且止渴生津，还可以促进胃液分泌，增进食欲，帮助肠胃消化。另外，还可选些藿香叶、佩兰叶、金银花、菊花等配适量鲜姜、冰糖泡水喝（糖尿病患者不宜），可清暑散热，理脾和胃。对气虚或气阴两虚明显者，除了食补以外，还可以适当选用一些滋补药物和保健品进行药补。

秋季养生

秋天，从立秋开始，历经处暑、白露、秋分、寒露、霜降六个节气，其中的秋分为季节气候的转变环节。《素问·四气调神大论》说："秋三月，此为容平，天气以急，地气以明。"时至秋令，碧空如洗，地气清肃，金风送爽，万物成熟，正是收获的季节。秋季的气候是处于"阳消阴长"的过渡阶段，立秋至处暑，秋阳肆虐，温度较高，加之时有阴雨绵绵之气以湿热并重为特点，故有"秋老虎"之说。"白露"过后，雨水渐少，天气干燥，昼热夜凉，气候寒热多变，稍有不慎，容易伤风感冒，许多旧病也易复发，被称为"多事之秋"。由于人体的生理活动要与自然环境变化相适应，体内阴阳之气也随之发生改变。因此，秋季养生在对精神情志、饮食起居、运动导引等方面进行调摄时，应注重一个"和"字。

（一）调和情志，远离悲秋

进入秋天之后，从"天人相应"来看，肺属金，与秋气相应，肺主气，司呼吸，在志为悲。肺气虚者对秋天气候的变化敏感，尤其是一些中老年人目睹秋风冷雨，花木凋零，万物萧条的深秋景况，常在心中引起悲秋、凄凉、垂暮之感，易产生抑郁情绪。宋代养生家陈直说过："秋时凄风惨雨，老人多动伤感，若颜色不乐，便须多方诱说，使役其心神，则忘其秋思。"可见，秋季注重调摄精神为养生之要务。正像《素问·四气调神大论》说的："使志安宁，以缓秋刑。收敛神气，使秋气平。无外其志，使肺气清。此秋气之应，养收之道也。"因此，对中老年人来说，应有"心无其心，百病不生"的健心哲理，养成不以物喜、不为己悲、乐观开朗、宽容豁达、淡泊宁静的性格，收神敛气，保持内心宁静，可减缓秋季肃杀之气对精神的影响，方可适应秋季容平的特征。此时，中老年人可结伴去野外山乡，登高远眺，饱览大自然秋花烂漫、红叶胜火等美景，一切忧郁、惆怅顿然若失，焕发出青春般的活力。

（二）秋冻有节，加强锻炼

我国自古以来有"春捂秋冻，不生杂病"的谚语，符合秋天"薄衣御寒"的养生之道。但对"秋冻"要有正确的理解，科学领悟其中真髓。

自"立秋"节气以后，气温日趋下降，昼夜温差逐渐增大，寒露过后，北方冷空气会不断入侵，出现"一场秋雨一场寒"。从防病保健的角度出发，循序渐进地练习"秋冻"，加强御寒锻炼，可增强心肺功能，提高机体适应自然气候变化的抗寒能力，有利于预防呼吸道感染性疾病的发生。如果到了深秋时节，遇天气骤变，气温明显下降，阴雨霏霏，仍是薄衣单裤，极易受到寒冷的刺激，导致机体免疫力下降，引发感冒等病。特别是患有慢性支气管炎、哮喘、慢阻肺、心脑血管病、糖尿病等病的中老年人，若不根据天气变化来防寒保暖，一旦受凉感冒，极易导致旧病复发。寒冷刺激可致体表血管弹性降低，周围血管阻力增加；并使交感神经兴奋，肾上腺皮质激素分泌增加而引起小动脉收缩、血压升高，易发生脑血管破裂出血。寒冷刺激还能使血液纤维蛋白浓度上升，血液黏稠度增加，导致血栓形成，危及生命和健康。因此，要顺应秋天的气候变化，适时地增减衣服，做到"秋冻"有节，与气候变化相和谐，方为明智之举。

（三）饮食调和，润肺防燥

过了"秋分"之后，由于雨水逐渐少，空气的湿度小，秋燥便成了中秋到晚秋的主要气候。秋季又是肺金当令之时，稍有疏忽，则被秋燥耗伤津液，引发口干舌燥、咽喉疼痛、肺燥咳嗽等症。因此，秋日宜吃清热生津、养阴润肺的食物。如泥鳅、鲥鱼、白鸭肉、芝麻、核桃、百合、糯米、蜂蜜、牛奶、花生、鲜山药、白木耳、广柑、梨、红枣、莲子、甘蔗等清补柔润之品，可起到滋阴润肺养血的作用。

对脾胃虚弱的中老年人，早餐宜食粥，有利于和中益胃生津。《医学入门》中指出："盖晨起食粥，推陈出新，利膈养胃，生津液，令人一日清爽，所补不小。"如百合红枣糯米粥滋阴养胃，百合莲子粥润肺益肾，三色粥清热养肺，百合杏仁粥祛痰止咳，鲜生地汁粥凉血润燥，扁豆粥健脾和中，生姜粥御寒止呕，胡桃粥润肌防燥，松仁粥润肺益肠，菊花粥明目养神，茶粥化痰消食，燕窝粥养肺止嗽，山药粥健脾固肠，甘菊枸杞粥滋补肝肾等。各人可根据自己的实际情况来选择不同的粥食用，方可使脏腑阴阳气血和谐，达到滋补身体之目的。

（四）健身锻炼，动静和谐

金秋时节，天高气爽，是全民开展各种健身运动的好时期。面对诸多的锻炼项目，应因人而异，如老年人可选择散步、慢跑、五禽戏、太极拳、健身操、八段锦、自我按摩等；中青年人可选择跑步、打球、爬山、洗冷水浴、游泳等。在进行"动功"锻炼的同时，可配合"静功"，如六字诀默念呼气练功法、内气功、意守功等，动静和谐结合，动则强身，静则养神，可达到心身康泰之功效。需注意的是，喜爱耐寒锻炼的人，从秋天开始，与天气变化相应相和，循序渐进，持之以恒，才能增强机体对多变气候的适应能力和抵抗力。

（五）注重预防，和而安康

秋天是肠道传染病、疟疾、乙脑等病的多发季节，也常引起许多旧病，如胃病、老慢支、哮喘等病的复发。患有高血压、冠心病、糖尿病的中老年人，在晚秋季节若疏忽防范，则会加重病情，甚至发生高血压危象、急性心肌梗死、脑卒中而祸及生命。因此，人人都要树立预防为主的思想。一是注重饮食卫生，不喝生水，不吃腐败变质和被细菌污染的食物。老胃病患者更要注重膳食调摄，和中养胃，做到饮食有节，温软淡素；禁食生冷，不暴饮暴食，戒除烟酒。二是搞好环境卫生，清除蚊虫孳生地，并采取措施防止蚊虫叮咬；对儿童要按时接种乙脑疫苗，对接触乙脑的人员和易感人群，也要及时注射乙脑疫苗，以增强免疫力。三是天气骤变时要采取各种有效措施预防伤风感冒，这对老慢支、哮喘患者还可起到防复发的作用。四是对高血压、冠心病、糖尿病人进行干预治疗，将血压、血脂、血糖等指标控制在理想范围，保持和谐平衡，可有效地防止并发症，提高生活质量，安度金秋。

冬季养生

冬至之日，是地球北半部夜最长、昼最短的一天。冬至以后，太阳北移，白天渐长，黑夜渐短，而大自然阴阳二气的消长逆转也是从此日开始变化。冬至后"阴极之至，阳气始生"，即所谓"重阴必阳""物极必反"之意。虽然太阳已北移，但由于地面积存的热量越来越少，气流会更低，三九之时更加寒冷，所以冬至日起进入"数九寒天"。

人生于天地之间，禀受阴阳之气，体内阴阳变化与自然界阴阳变化紧密相随。"交九"之后，体内亦是阴盛极、阳始生。人之摄生必须顺其自然，注意调理。体之阴阳根之于肾。所以，数九寒天的摄生即调摄肾之阴阳，这是至关重要的。

生命的真谛在于阴阳的相对平衡，"阴平阳秘，精神乃治"。阴阳之体乃乾坤，阴阳之用乃水与火，阴阳之化乃气和形。肾为先天之本，内含真阴真阳，五脏之阴非肾阴不能滋，五脏之阳非肾阳不能养。肺之治节，脾之运化，心之神明，肝胆之谋虑，膀胱之气化排泄，大小肠之传导，皆赖肾之技巧。因此，冬至之后的摄生关键是：

（一）慎房事，保精血

精血乃肝肾所藏，五谷精微所化，是精、气、神的物质基础。男子以精为主，女子以血为本，著名医学家孙思邈曾提出房事以年龄而别论。他说："年二十者，四日一泄，年三十者，八日一泄，年四十者，十六日一泄，年五十者，二十日一泄，年六十者，闭精不泄，若体力犹壮者，一月一泄。"

养生家根据春生、夏长、秋收、冬藏的道理，得出每月"春二、夏三、秋冬闭藏"的理论。这虽然与日常生活看似相悖，但却具有理论基础和实际意义。

肾藏精，精能生髓化血，髓充骨通脑，肾气养育天癸，天癸又是生长发育的激素类物质。精充髓满且血盈，则思维敏捷，反应迅速，精力充沛，体魄坚实。阴有所用，阳有所附，则身体耐受力强，能承受超负荷工作量，治事有精神。如果不注意保护肾精，精亏则肾阴无制，久之阳亦，疾病乃生。《黄帝内经》云："冬不藏精，春必病温。"说的正是此可为发生伏气温病的原因。因此，保养肾之元阴是摄生之关键。

（二）平衡膳食，广开食路

肾之先天真阴靠后天水谷供养，完整平和的膳食能够给人体提供充分的营养。否则，偏嗜太过会伤及人之正气，变生诸病。《黄帝内经》云："五谷为养，五果为助，五畜为益，五菜为充。"这就告诉人们，平衡饮食原则是以各种粮食为主，肉、菜类为副，同时适当补充水果、瓜类，就能得到体内所需的营养而精血充盈。食物的性、味决定了它的实用价值。如寒凉食品可清热泻火，甘寒者可滋阴生津，甘温者可补命门振奋阳气。肾阳不足宜食羊肉、韭菜之类食品；精血不足宜食海参、紫菜、鱼类以填精补血。《饮膳正要》指出："冬天寒，宜食黍，以热性治其寒。"因此"交九"之后，适当增加温肾壮阳、滋补肾阴的食品是摄生的重要措施。

（三）清心寡欲，意守丹田

许多气功都强调意念，意念之根在丹田，即命门真火。丹田发热，即培植元阳，舌下津液下咽丹田，即培滋肾阴。《素问·刺法论》指出："肾有久病者，可以寅时面向南，净神不乱，思闭息七遍，以引颈咽气顺之，如咽甚硬物，如此七遍后，饵舌下津液无数。"另外呼吸、吐纳、静功、内功、定功等都属气功范围。气功的关键在于松静自然、意气相随、练养结合、循序渐进、持之以恒，但要固定功法，强度适宜。气功的要旨之一重在养肾。其强肾保精者应以练静功为主，从而达到延年益寿的目的。总之，摄生者要有夏练三伏、冬练三九的决心和毅力，才能提高健康水平。

按照祖国传统医学的理论，冬季是匿藏精气的时节，此时由于气候寒冷，人体对能量与营养的要求较高，而且人体的消化吸收功能相对较强，适当进补不但能提高机体的抗病能力，还可把滋补品中的有效成分储存在体内，为明年开春乃至全年的健康打下基础，俗话说的"三九补一冬，来年无病痛"便源于此。中医学认为，冬令进补以立冬后至立春前这段时间最为适宜。

冬令进补不是说每个人到了冬天都一定要进补。年轻体壮无病之人，对寒冷有良好的适应能力，就不必进补。对于体虚需要进补之人，如果进补不当，会产生一系列副作用。因为药物入胃全靠胃肠的消化吸收，只有胃肠功能正常，才能发挥补药的应有效应。否则，这些补品进入体内会产生壅滞而致病。对于这类人群，可先服用些党参、白术、茯苓、薏苡仁、扁豆、陈皮之类调理胃肠的药物，使胃肠功能趋于正常，再由少至多地进服补药，这样机体才能较好地消化吸收。

进补的方法主要有两种：一是食补，二是药补。食补在冬季调养中尤为重要，俗语说："药补不如食补。"

冬季气温过低，人体为了保持一定的热量，就必须增加体内糖、脂肪和蛋白质的分解，以产生更多的能量，适应机体的需要，所以必须多吃富含糖、脂肪、蛋白质和维生素的食物。其他还有药酒、药粥等，均可根据各自的体质情况选用。至于药补，常用的补益中药有以下几类：

属补气类的如：人参、黄芪、党参、白术等，适用于气虚不足、面色苍白、气短乏力、脾虚泄泻之人。鹿茸也是冬令的常用补品，适用于平素阳虚怕冷、四肢不温、腰酸多尿等人服用。

属养阴补血类的如：生地、阿胶、当归、枸杞等，适用于有面白无华、头晕心悸、口唇苍白、血红蛋白偏低、妇女月经量少等症状之人。

但需注意的是，补药也不是随便用的，当视气虚、血虚、阳虚、阴虚而分别选用有针对性的补益药，这样才能收到良好的效果。

如人参具有大补元气、强心、生津止渴、安神等功效。气虚病人而见体力衰弱、四肢无力、精神疲乏、心慌气短者；或年老体弱者；或工作过度劳累后周身无力者；或慢性病引起的头晕无力等症者，均可服用。食用人参能够补益元气，增加食欲，促使体力恢复。又如阿胶具有滋阴养血的作用，对血虚的人尤为适宜。各人都应根据自己的体质情况选用，也可去医院请中医师确诊属于哪一类虚证，再选择相应的补药，使补得其所，补而受益。

特别提醒

体质虚弱的人，在感冒或其他急性病期间，应停服补品，待急性病治愈后再继续进补，否则会使病症迁延难愈。在服用滋补佳品的同时，还应坚持参加适当的体育运动。因为运动可促进新陈代谢，加快全身血液循环，增强胃肠道对滋补品的消化吸收，使补药中的有效成分能够被机体很好利用，真正达到补而受益的目的。

各大医院临床资料和研究表明，每年的11月和4月为急性心肌梗死的发病高峰期。特别是气温变化剧烈时，冠心病、中风等心脑血管病的发病率明显增高，死亡病人也随之增多。研究发现，在冬季，老人易产生负面情绪，体内交感神经兴奋，释放大量血管活性物质，如肾上腺素、去甲肾上腺素等，使人的代谢和心肌耗氧量增加。还可导致冠状动脉收缩或发生痉挛，造成心肌缺血，引起心律不齐、心绞痛，甚至心力衰竭。寒冷可引导起冠状动脉收缩，导致心肌缺血，加重心脏负荷。因此，在寒冬季节，对高血压、动脉硬化、冠心病患者来说，要注重治疗和保养相结合，饮食保养不要过分，以防加重心脏负担。

对患有心脑血管疾病的病人，冬季要有足够的睡眠也是非常重要的，但需注意，睡眠醒来时必须先在床上躺一会儿，待"醒透"后再起床，避免心绞痛、中风等发作。同时，运动锻炼要有一定的强度，要持之以恒，一般每周不少于3次，每次20～40分钟，运动量以不增加心率为宜，或心率虽明显增加，但经休息片刻后，便逐渐恢复正常，且不伴有胸闷、气短、咳嗽、胸痛等，自我感觉良好。

医生建议

1.注意防寒保暖

在气温下降时，要及时增添衣服，衣裤既要保暖性能好，又要柔软宽松，不宜穿得过紧，以利血液流畅。

合理调节饮食起居，做到起居有常，食不过饱，并做到不酗酒、不吸烟、不过度劳累。

保持良好的心境，要使情绪稳定、心情愉快，切忌发怒、急躁和精神抑郁。

进行适当的御寒锻炼，如平时坚持用冷水洗脸等，提高机体对寒冷的适应性和耐寒能力。

患病之人要随时观察和注意病情变化，定期去医院检查，服用必要的药物，控制病情的发展，防患于未然。

2. 重保健

脚浴天天要坚持。民间有一种说法，叫"春天洗脚，升阳固脱；夏天洗脚，湿邪乃除；秋天洗脚，肺腑润育；冬天烫脚，丹田暖和"。

大家都知道"寒从脚起"的道理。在冬天时，人们往往感到手脚发凉，如果用热水烫脚会感到全身舒服，这就是医学上所说的"脚浴"。根据中医原理，脚部受寒能反射地引起上呼吸道感染、胃寒疼痛、冻疮、静脉炎等。但如果坚持每天用温热水洗脚并用双手指按摩一定穴位，则可达到增强体质、防病治病的良好效果，若持之以恒，可望益寿延年。中医经络学说认为，人体的五脏六腑在脚上都有相应的穴位，脚底是各经络起止的汇聚处，脚背、脚底、脚趾间汇集了很多穴位。有的科学家还认为脚是人体的第二心脏，脚掌上有无数的神经末梢与大脑相联。洗脚浴时用双手在温水中按摩脚心、脚趾间隙，能使大脑感到轻松、舒畅。

具体方法：每晚临睡前，用水温在40℃～50℃之间的热水浸泡双脚，待5分钟后用双手食指、中指、无名指三指平行交替按摩双脚涌泉穴各60次，再用双手大拇指在温水中按摩两脚脚趾间隙各20次。为保持水温，可分次加入适量热水。

第十一章
精神与养生

　　精神养生是指通过怡养心神、调摄情志、调剂生活等方法，从而达到保养身体、减少疾病、增进健康、延年益寿的目的。精神养生是重要的养生方法之一，特别是老年人具有"七情"易伤的生理特点，容易受外界因素的影响及机体内部衰老变化的影响而发生各种情志变化，这对老年人的健康长寿是非常不利的。因此，精神养生对老年人来说尤为重要。

　　现代医学证明，精神心理保健是人体健康的一个重要环节，在一切对人体不利因素的影响中，最能使人短命夭亡的就是不良的情绪。人的精神状态正常，机体适应环境的能力以及抵抗疾病的能力就会增强，从而可以起到防病的作用。即使是患病后，良好的精神状态也有利于疾病的治疗和机体的康复。因此做好精神养生对促进老年人的健康长寿，防治疾病等具有非常重要的意义。

　　精神养生的具体方法多种多样，但大体上可以分为两类：一类是以积极的人生态度去创造良好的生活环境，尽量去克服不良因素的影响；一类是当各种不良因素作用于人体而使人发生异常情志变化时，采取相应的有效措施，以避免或减轻这种异常情志变化对人体健康的危害。老年人若能加强精神养生的意识，选择适合自身的养生方法，就能达到祛病强身延年益寿的目的。

保持乐观的情绪

人体各器官的逐步老化，是生命过程中不可抗拒的自然规律。由于老年人的各种生理和内环境的变化，必然对其心理产生各种影响。老年人群由于脏腑气血功能衰减，故患病后阴阳气血损伤恢复较慢，易累及心神，造成情绪失调。常出现意志消沉，多疑急躁，恐惧不安和黄昏垂暮感等。这些消极的情绪对老年人的健康是十分有害的，老年人必须充分了解这一点。

衰老虽是不可抗拒的自然规律，但这并非说明生理的衰老与精神的老化是"同步"进行的。人的情志、精神是构成健康状况的一个重要方面。一般而言，身体强壮称为"健"，心情愉快称为"康"，合称"健康"。显然，人的精神状态直接影响着人的衰老进程。因此，做好心理保健对维护老年人群的身心健康，对于推迟衰老、延年益寿有着极其重要的意义。

乐观的情绪被称之为心理健康的"灵丹妙药"，甚至可成为治疗疾病的"良剂"。老年病患者，退休、离休的老年人，首先应从心理上克服"未老先衰"的思想，培养开朗的性格，保持心胸开阔，精神愉快。要有积极向上的追求和正确的自我评价。要热爱生活，对生活充满希望，不要总认为自己不行了。老年人应历史、辩证、客观地评价自己，既不要过高，亦不可过低，做到不卑不亢。通过评价意识到自己生存的意义和价值，也能得到精神上的满足和乐趣。

❋ 心理平衡

老年人退休、离休后，生活地位和环境发生了变化，再加上疾病缠身，在情绪上易产生一些波动，引起相应的心理变化。在行为上表现为烦躁易怒，爱发牢骚，或精神萎靡，情绪低落，悲观失望，寝食不安，或孤独，多疑，忧郁，自卑等。这些不良行为，从心理学角度讲，会引起组织、器官在生理功能上出现一系列的变化，可诱发内分泌功能失调，免疫能力降低，为肿瘤的发生提供内在条件。如乳腺癌的发生就与消极情绪有关。

长期的消极情绪又是导致心血管疾病的一个重要原因。人的心情越是压抑，越容易死于心脏病。实验研究证明，人在愤怒、恐惧、持续紧张的情绪状态下，血压明显升高，故经常发怒的人最易患高血压病和冠心病等。总之，不良情绪不仅可诱发多种疾病，还可使病情日益恶化，最终导致身亡。

因此，老年人在患病期间更要随时注意克制自己的情感，在心理上保持相对平衡状态，自觉控制自己的情绪，坦然地应付各种意外事件，谨慎地应付重大事件，冷静地从正反两方面去考虑、分析、判断每一件事，力争做到遇喜不狂，遇悲节哀，遇有气愤之事不暴怒，遇上不顺利的逆境不绝望。老年人在生活中要学会能宽容、体谅，能自我安慰、自我调节，在任何环境下都能保持乐观情绪，避免种种烦恼。

生活中人们总结出延缓心理衰老十要素，老年人不妨试一试：

1. 加强保健

2. 多动脑筋

3. 结交青年

4. 不要服老

5. 适应环境

6. 自知自爱

7. 增加营养

8. 锻炼身体

9. 规律生活

10. 爱好多样

正确对待衰老

衰老是生物界存在的普遍规律。人体进入老年期后，随着年龄的增长，机体各组织器官的功能逐渐衰退，机体的抗病能力及组织修复能力也逐渐下降，因此，多数老年人常常是患有一种或一种以上慢性疾病。面对衰老和疾病，老年人必须有充分的思想准备，树立与疾病抗争的信心，把自己融入社会，积极参加各种有意义的活动，在融入社会的过程中，把自己当成是组成社会的重要一分子而不是一个老年人，这样才有利于疾病的治疗和身心的健康。如果害怕衰老，畏惧疾病，整日忧心忡忡，则会加速衰老的进展，促进疾病的恶化。

少思寡欲，静养心神

历代养生家把调养精神作为养生寿老之本及防病治病的良药。要达到清静养神的目的，首先要做到少私寡欲。少私就是减少私心杂念；寡欲就是降低对名利和物质的过高欲望。私心太重，嗜欲不止，欲望太高太多，而达不到目的时，就会产生忧郁、幻想、失望、悲伤、苦闷等不良情绪，从而扰乱清静之神，使身、心、神处于无休止的混乱之中，导致气机紊乱而发病。

前些年，有59岁综合征和离、退休综合征的说法，说的就是已届退休年龄或已经退休的人员，机体内各脏器的功能活动呈衰退的趋势。此时应根据自己的具体情况因势利导，健康愉快地安度晚年，但他们之中有相当一部分人在这一重要时刻，不会根据客观情况随时调整心态，淡泊名利，合理安排生活或工作，而是不顾客观现实，过高地估计自己的能力，争强好胜，盲目与青壮年攀比，结果是心想而事不成，造成了思想上的沉重负担，很多人出现了情绪急躁、焦虑不安、失眠健忘等现象，使工作效率降低或生活质量下降，进而影响身体健康而产生了疾病，这完全是他们不会少思寡欲、静养心神造成的。

❀ 克服抑郁

　　抑郁状态是指以持久的抑郁心境为主要表现的一种精神障碍，其表现以情绪低落、焦虑、迟滞和繁多的躯体不适为特征。老年人最容易出现抑郁障碍，从而影响身体健康，甚至由此而引发各器质性病变。因为老年人心理及生理日趋衰退，躯体健康水平普遍下降，其对各种精神刺激的承受及缓冲能力降低。又因老年人一生中，经历了生活的操劳，且面临着离开工作岗位后处境和地位发生的变化，以及死亡的威胁越来越提到日程上来的现实，所以常常沉溺在对过去生活的回忆之中。即便是处境好者，也难免产生"夕阳无限好，只是近黄昏"的感慨。如果境遇不好，或家庭不和，志愿不遂，或疾病伤害，亲友死别，或天灾人祸，意外损伤等，势必产生所谓的"老朽感""孤独感""忧郁感"，甚至"死亡感"，而表现得心灰意冷，郁郁寡欢。老年人要克服这种抑郁情绪或避免抑郁状态的产生，首先要保持乐观的情绪。

　　热爱生活，参与社会，是防止老年人出现抑郁的重要方法。有精力和能力的老年人，可以为社会和家庭做一些自己力所能及的工作，以发挥其余热。事实也证明，老年人的经验是一笔宝贵的财富，在很多岗位上都可起到十分重要的指导作用。事实证明，社会是需要他们的。无精力工作的老年人，也是社会的重要组成部分，他们可以根据自己的实际情况选择一些适合自己的活动，如各种娱乐活动、体育锻炼等，这样也可调节人的情志，保持情绪乐观，避免抑郁发生。

正确对待疾病

人至老年，由于机体生理功能的减退，难免出现这样或那样的慢性病，这属于衰老过程中的常见现象。但身体有病常常引起情绪不好，情绪不好又会加重疾病，如果不良情绪和疾病形成一个恶性循环，对健康的恢复是极为有害的。因此，对患病的老年人来说，首先要树立对待疾病的正确态度，这就是要有战胜疾病的坚强信心，在精神上要压倒疾病，而不被疾病所吓倒。对待疾病要有"既来之，则安之"的态度。既然得了病，就要安下心来正确对待，情绪乐观，积极治疗，常常是可以恢复健康的。

调摄情志

疏泄是指把积聚、抑郁在心中的不良情绪，通过适当的方式宣达、发泄出去，以尽快恢复心理平衡的情志调摄法。如遇到不幸之事而心中悲痛万分时，可以大哭一场；当遭受挫折，心情压抑时，可以通过急促、强烈、无拘无束的喊叫，将内心的郁积发泄出来，从而使精神和心理恢复平衡的状态。发泄不良情绪，必须采取正确的途径和渠道，不可采用不理智的冲动行为，否则不但无益，反而会带来新的烦恼，引起更严重的不良情绪。因此，建立良好的人际关系，广交朋友，把闷在心里的烦恼和不快宣散出来是解忧消愁、克服不良情绪的有效方法之一。戒怒是养生的一大课题。制怒之法，首先是以理制怒，即以理性克服感情上的冲动，用理智控制自己的过激情绪；其次是提醒制怒，即随时以"息怒""遇事冷静"等到警句提醒自己，或怒后反省、吸取教训，这样可以使自己逐渐克服或减弱易怒的不良习性。因此对老年人而言，任何情绪的过分激动都是不可取的，要善于自我调节情感。对外界的不良刺激，要做到思想安定，七情平和，以保持安定的处世态度和稳定的心理状态。

❀ 尊理习法，客观选择

保健养生的方法数不胜数。但精神养生法就像戒烟一样，是最容易做，又最不容易做到的事情。说其最容易做是因为精神养生完全可以由自己主观意识所支配，不需要特别的外助条件；说其最不容易做到是指一个人很难把握自己，并纠正自己固有的错误思维方式，更难于排除客观事物对自己主观意识的负面干扰。

古代圣贤常把修身养性作为第一要务。称修身养性以静坐为第一，观书为第二，看山水花木为第三，与良朋讲论为第四，教子弟为第五。并认为人生的十大乐事为谈义理字，学法帖字，澄心静坐，益友清谈，小酌半醺，浇花种竹，听琴玩鹤，焚香煎茶，登城观山，寓意弈棋。

古人颐养心神的养生之道迄今仍值得我们借鉴。当然，在当今的现实生活中，人们的工作或学习都是紧张而忙碌的，很难有古人那种闲情逸致去游览名山大川，也很少有那种临渊观鱼、披林听鸟的机会。但在日常生活中应用精神养生的方法，努力做到闹中取静，忙里偷闲，淡泊名利，摆脱世俗的烦恼，清心寡欲，这些对健康长寿是十分有利的。

❀ 调摄七情

历代养生家都非常重视七情调摄。具体方法多种多样，但归纳起来可分为节制法、疏泄法、转移法和情志制约法。

（一）节制法

所谓节制法就是调和、节制情感，防止七情过极，达到心理平衡。《吕氏春秋》说："欲有情，情有节，圣人修节以止欲，故不过行其情也。"重视精神修养，首先要节制自己的感情才能维护心理的协调平衡。

1. 遇事戒怒

"怒"是历代养生家最忌讳的一种情绪，它是情志致病的魁首，对人体健康危害极大。怒不仅伤肝脏，怒气还伤心、伤胃、伤脑等，导致各种疾病。《备急千金要方》指出："卫生切要知三戒，大怒大欲并大醉，三者若还有一焉，须防损失真元气。"《老老恒言·戒怒》亦说："人借气以充身，故平日在乎善养。所忌最是怒。怒气一发，则气逆而不顺，窒而不舒，伤我气，即足以伤我身。"

这些论述把戒怒放在首位，指出了气怒伤身的严重危害性，故戒怒是养生一大课题。

制怒之法，首先是以理制怒。即以理性克服感情上的冲动，在日常工作和生活中，虽遇可怒之事，但想一想其不良后果，可理智地控制自己的过激情绪，使情绪反应"发之于情""止之于理"。其次，可用提醒法制怒。在自己的床头或案头写上"制怒""息怒""遇事戒怒"等警言，以此作为自己的生活信条，随时提醒自己，可收到良好效果。再之，怒后反省，每次发怒之后，吸取教训，并计算一下未发怒的日子，减少发怒次数，逐渐养成遇事不怒的习惯。

2. 宠辱不惊

人世沧桑，诸事纷繁，喜怒哀乐，此起彼伏。老庄提出"宠辱不惊"之处世态度，视荣辱若一，后世遂称得失不动心为宠辱不惊。对于任何重大变故，都要保持稳定的心理状态，不要超过正常的生理界限。现代医学研究证明，情志刺激与免疫功能之间的联系息息相关，任何过激的刺激都可削弱白细胞的战斗力，减弱人体免疫能力，使人体内防御系统的功能低下而致病。故，为了健康长寿，任何过分的情绪都是不可取的，要善于自我调节情感，以便养神治身。对外界的事物刺激，既要有所感受，又要思想安定，七情平和，明辨是非，保持安和的处世态度和稳定的心理状态。

（二）疏泄法

把积聚、抑郁在心中的不良情绪，通过适当的方式宣达、发泄出会，以尽快恢复心理平衡，称之为疏泄法。具体做法可采取下面几种方式：

1. 直接发泄

本法是指用直接的方法把心中的不良情绪发泄出去。例如，当遇到不幸，悲痛万分时，不妨大哭一场；遭逢挫折，心情压抑时，可以通过急促、强烈、粗犷、无拘无束的喊叫，将内心的郁积发泄出来，从而使精神状态和心理状态恢复平衡。发泄不良情绪，必须学会通过正当的途径和渠道来发泄和排遣之，决不可采用不理智的冲动性的行为方式，否则，非但无益，反而会带来新的烦恼，引起更严重的不良情绪。

2. 疏导宣散

出现不良情绪时，借助于别人的疏导，可以把闷在心里的郁闷宣散出来。所以，扩大社会交往，广交朋友，互相尊重，互相帮助，是解忧消愁，克服不良情绪的有效方法。研究证明，建立良好的人际关系，缩小人际关系"心理距离"，是医治心理不健康的良药。

（三）转移法

转移法又可称移情法。即通过一定的方法和措施改变人的思想焦点，或改变其周围环境，使其与不良刺激因素脱离接触，从而从情感纠葛中解放出来，或转移到其他事物上去。《素问·移情变气论》言："古之治病，惟其移精变气，可祝由而已。"古代的祝由疗法，实际上是心理疗法，其本质是转移患者的注意力，以达到调整气机、精神内守的作用。转移法可采取以下几种方法：

1. 升华超脱

所谓升华，就是用顽强的意志战胜不良情绪的干扰，用理智战胜生活中的不幸，并把理智和情感化作行为的动力，投身于事业中去，以工作和事业的成绩来冲淡感情上的痛苦，寄托自己的情思。这是排除不良情绪、保持稳定心理状态的一条重要保健方法。

超脱，即超然，思想上把事情看得淡一些，行动上脱离导致不良情绪的环境。在心情不快、痛苦不解时，可以到环境优美的公园或视野开阔的海滨漫步散心，可驱除烦恼，产生豁达明朗的心境。

如果条件许可，还可以作短期旅游，把自己置身于绮丽多彩的自然美景之中，可使精神愉快，气机舒畅，忘却忧烦，寄托情怀，美化心灵。

2. 移情易性

移情，即排遣情思，改变内心情绪的指向性；易性，即改易心志，经过排除内心杂念和抑郁，改变其不良情绪和习惯。华岫云在《临证指南医案》中说："情志之郁，由于隐情曲意不伸……郁症全在病者能移情易性。"

"移情易性"是中医心理保健法的重在内容之一。它的具体方法很多，可根据不同人的心理、环境和条件等，采取不同措施，进行灵活运用。《北史·崔光传》说："取乐琴书，颐养神性。"《理瀹骈文》说："七情之病者，看书解闷，听曲消愁，有胜于服药者矣。"《备急千金要方》亦说："弹琴瑟，调心神，和性情，节嗜欲。"古人早就认识到琴棋书画具有影响人的情感、转移情志、陶冶性情的作用。

实践证明，情绪不佳时，听听适宜的音乐，观赏一场幽默的相声或喜剧，苦闷顿消，精神振奋。移情易性并不是压抑情感。如对愤怒者，要疏散其怒气；对悲痛者，要使其脱离产生悲痛的环境与气氛；对屈辱者，要增强其自尊心；对痴情思者，要冲淡其思念的缠绵；对有迷信观念者，要用科学知识消除其愚昧的偏见。

3. 运动移情

运动不仅可以增强生命的活力，而且能改善不良情绪，使人精神愉快。因为运动可以有效地把不良情绪的能量发散出去，调整机体平衡。当自己的情绪苦闷、烦恼，或情绪激动与别人争吵时，最好的方法是转移一下注意力，如去参加打球、散步、爬山等体育锻炼活动，也可采用传统的运动健身法和太极拳、太极剑、导引保健功等。

传统的体育运动锻炼主张动中有静，静中有动，动静结合，因而能使形神舒畅，松静自然，心神安合，达到阴阳协调平衡，且有一种浩然之气充满天地之间之感，一切不良情绪随之而消。此外，还可以参加适当的体力劳动，用肌肉的紧张去消除精神的紧张，在劳动中付出辛勤的汗水，促进血液循环，使人心情愉快，精神饱满。

（四）情志制约法

情志制约法，又称以情胜情法。它是根据情志及五脏间存在的阴阳五行生克原理，用互相制约、互相克制的情志，来转移和干扰原来对机体有害的情志，借以达到协调情志的目的。

1. 五脏情志制约法

《素问·阴阳应象大论》曾指出："怒伤肝，悲胜怒。""喜伤心，恐胜喜。""思伤脾，怒胜思。""忧伤肺，喜胜忧。""恐伤肾，思胜恐。"这是认识了精神因素与形体内脏、情志之间，及生理病理上相互影响的辩证关系，根据"以偏救偏"的原理，创立的"以情胜情"的独特方法。

朱丹溪宗《黄帝内经》之旨指出："怒伤，以忧胜之，以恐解之；喜伤，以恐胜之，以怒解之；忧伤，以喜胜之，以怒解之；恐伤，以思胜之，以忧解之；惊伤，以忧胜之，以恐解之，此法惟贤者能之。"

同期医家张子和更加具体地指出："悲可以治怒，以怆恻苦楚之言感之；喜可以治悲，以谑浪亵狎之言娱之；恐可以治喜，以恐惧死亡之言怖之；怒可以治思，以污辱欺罔之言触之；思可以治恐，以虑彼忘此之言夺之。"后世不少医家对情志的调摄有时比药石祛疾还重视，而且创造了许多行之有效的情志疗法。例如，或逗之以笑，或激之以怒，或惹之以哭，或引之以恐等，因势利导，宣泄积郁之情，畅遂情志。总之，情志既可致病又可治病的理论在心理保健上是有特殊意义的。

在运用"以情胜情"方法时，要注意情志刺激的总强度，超过或压倒致病的情志因素，或是采用突然地强大刺激，或是采用持续不断的强化刺激，总之后者要适当超过前者，否则就难以达到目的。

2. 阴阳情志制约法

运用情志之间阴阳属性的对立制约关系，调节情志，协调阴阳，是为阴阳情志制约法。人类的情志活动是相当复杂的，往往多种情感互相交错，很难明确区分其五脏所主及五行属性，然而情志活动可用阴阳属性来分，此亦即现代心理学所称的"情感的两极性"。《素问·举痛论》指出："怒则气上，喜则气缓，悲则气消，恐则气下，惊则气乱，思则气结。"

七情引出的气机异常，具有两极倾向。根据阴阳分类，人的多种多样的情感，皆可配合成对，例如，喜与悲、喜与怒、怒与恐、惊与思、怒与思、喜乐与忧愁、喜与恶、爱与恨等等。性质彼此相反的情志，对人体阴阳气血的影响也正好相反。因而相反的情志之间，可以互相调节控制，使阴阳平衡。喜可胜悲，悲也可胜喜；喜可胜恐，恐也可胜喜；怒可胜恐，恐也可胜怒等。总之，应采用使之产生有针对性的情志变化的刺激方法，通过相反的情志变动，以调整整体气机，从而起到协调情志的作用。

以情胜情实际上是一种整体调整方法，人们只要掌握情志对于气机运行影响的特点，采用相应方法即可，切不可简单机械、千篇一律地照搬。倘若单纯拘泥于五行相生相克而滥用情志制约法，有可能增加新的不良刺激。因此，只有掌握其精神实质，方法运用得当，才能真正起到心理保健作用。

第十二章
房事与养生

房事，又称为性生活。房事养生，就是根据人体的生理特点和生命的规律，采取健康的性行为，以防病保健，提高健康水平，从而达到健康长寿的目的。

性行为是人类的一种本能，是人类生活的重要内容之一，故有人把性生活、物质生活和精神生活一起列为人类的三大生活。房事保健的根本任务，是根据人的性生理、心理、性爱等一系列活动规律，通过宣传教育，使人们掌握性的必要知识和正规的性行为，培养高尚的性道德，建设社会主义的性文明，提高人口的素质。

房事养生，又可称为性保健。它是一门新颖而又古老的学科。说它新颖，是因为它于近三四十年来才受到国内外医家的重视和研究，说它古老，则是这门学科源远流长，随着人类文明的诞生，就有了性医学的萌芽。中国古代对房事保健的研究是很早的，但由于古代封建礼教的约束，特别是儒家思想的长期统治，对于性的知识认为是诲淫败俗，不屑称道。因此，长期以来，性保健教育是一个充满阻力、非难和曲解的问题，致使人类自身的性知识和学说并没有得到正确地对待，性医学在传统医学中仍是一个薄弱环节，这种情况亟待改变。

"饮食男女，人之大欲存焉。"中国古代对男女两性生活十分重视，不仅将性生活看得与饮食一样重要，而且把它与养生保健密切联系起来。古代称性生活为房室生活，简称房事，又叫入房和行房，亦称房中、房帏或隐曲之事。古人认为"房中之事，能杀人，能生人，故知能用者，可以养生，不能用者，立可致死"。意即性生活有二重性，既可以用来补益人体，也可能损及健康，甚至折寿短命。人们要想多得补益，避免损伤，其关键在于掌握房中术，也就是掌握男女交合的原则和方法，做到合理地安排房室生活。

我国古代对房中养生有比较科学而系统的论述，概括起来，主要有以下几点：

第一，认为房室生活是人们所必需的。早在长沙马王堆汉墓竹简《十问》中就说过："竣气宛闭，百脉生疾。"意谓阴阳不相交合，造成精道闭塞不通，必然产生各种疾病。竹简《合阴阳》说，房室生活能使全身气血流，能做到"中府受输而盈"，也就是使五脏六腑均受到补益。晋代医学家葛洪亦曾写道："人复不可都绝阴阳，阴阳不交，则生痛瘀之疾，故幽闭怨旷，多病而不寿。"意思是说，健康的成年男女如果禁绝性生活，非但于身体无益，反而会导致种种疾病，甚至会影响人的寿命。唐代名医孙思邈说得更明确："男不可无女，女不可无男，无女则意动，意动则神劳，神劳则损寿……强抑郁闭之，难持易失，使人漏精尿浊，以致鬼交之病。损一而当百也。"孙氏的话很有道理，非常值得重视。凡健康的成年男女，必须有正常的性生活，如果勉强抑制则非但无益，反而会导致气血阻滞、梦遗鬼交、漏精尿浊及其他各种疾病，所造成的损害将更加严重。

古代文献曾经谈到，有不少疾病是因为缺少性生活而引起的。据

《史记》所述，济北王侍者韩女病腰背痛，不时发寒发热，月经也很混乱。淳于意诊断说："此病得之欲男子而不可得也。"意即韩女的病是因为性生活得不到满足而引起的。元代李鹏飞在《三元延寿参赞书》中亦曾谈到，有个富家子弟叫唐靖，因阴部生疮而溃烂不已，道人周守真诊断说："病得之欲泄而不得泄。"此言唐靖是由于长期抑制性欲，致使精道郁闭而生阴部溃烂之疾。

清代诗人袁枚在所著《小仓山房文集》里，曾为当时的名医徐灵胎立传。该传谈到商人汪令闻因长期不过性生活而得病，延请徐灵胎先生诊之。徐氏诊断后并不开处药方，只劝说汪令闻回家与妻子同寝而愈。书中写首："商人汪令闻，十年不御内，忽气喘头汗，彻夜不眠。（徐灵胎）先生曰：此阳亢也，服参过多之故。命与妇人一交而愈。"由此可知，房室生活不但可以密切夫妻感情，给家庭带来和睦与幸福，而且还能预防某些疾病，促进双方的身心健康。因此，古人一再指出，性生活是成年健康人的正常需要。

第二，房室生活必须有节制。古人认为，房室生活适度则有益，而房欲太过则招灾致病，因此再三强调，房事必须有所节制。《黄帝内经》反对强力入房和醉酒入房，并且指出，如果"以欲竭其精，以耗散其真"，势必会"半百而衰"。唐代医家孙思邈认为，放纵情欲必然导致早衰和短命，尤其反对"兼饵补药，倍力行房"，否则会"精髓枯竭"，就将自食其恶果，甚至"推向死近"，因此年轻人"极须慎之"。元代李鹏飞在《三元延寿参赞书》中，专门写下一篇《欲不可纵》，详尽地描述了极情纵欲的危害性。认为房事过多过滥，就会使真元耗散，髓脑枯竭，肾虚阳痿，耳聋目盲，肌肉消瘦，齿发摇落。还有消渴病（糖尿病）及各种虚损病，也大多与房劳有关。更有严重者，弄得命同朝露，英年早逝。其危害之大，不可轻视。孙思邈和李鹏飞的看法很对，试看那些美女盈后宫的封建帝王，他们整天沉溺酒色，淫逸无度，结果一个个成了英年早逝的短命鬼。

笔者曾对东汉帝王的寿命作过统计，在东汉的13个帝王中，除了4个幼年丧命的殇子不计以外，在其他9个成年皇帝中，只有光武帝刘秀活了63岁，献帝刘协活了54岁，明帝刘庄活了48岁，余下的6个皇帝都死得很早。如章帝31岁，和帝刘肇26岁，安帝刘祜31岁，顺帝刘保32岁，桓帝刘志36岁，灵帝刘宏34岁。他们早死的原因当然很多，但最主要的是由于他们放纵情欲、生活腐化糜烂所致。

第三，性生活必须感情高度和谐统一。古人已经认识到，性生活是一种感情生活，男女双方的情投意合很重要。早在马王堆汉墓竹简《天下至道谈》中就指出："先戏两乐，交欲为之，曰智（知）时。"意思是说，男女在交合之前，先应互相嬉戏娱乐，彼此密切感情，要等到双方都产生了强烈的性欲时再行交合，这就叫"知时"，即掌握了适宜的交合时机。竹简又指出："不欲强之，曰绝。"意即在一方不乐意，另一方不能强行交合。在通常情况下，是指女方不乐意，而男方强行交合，这样做非常有害，不仅危害女方身心健康，而且对优生优育也很不利。因此，强行交合被称为"绝"犹言陷入绝境。《洞玄之》在叙述交合方法时，头一条即为"叙绸缪""申缱绻"，就是讲夫妻在交合之前彼此密切感情的过程。进而指出："凡初交合之时，男坐女左，女坐男右，乃男箕坐，抱女于怀中，于是勒纤腰，抚玉体，申燕婉，叙绸绸缪，同心同意，乍抱乍勒，二形相抟，两口相接……千娇既申，百虑竟解。"孙思邈亦强调，行房之前，"必须先徐徐嬉戏，使神和意感良久"，乃可交合。只有在彼此感情高度和谐统一的情况下交合受孕，胎儿的质量才会高，才有利于优生优育。

第四，房室生活应根据不同的年龄特征和体质条件来安排。《玉房秘诀》认为："人有强弱，年有老壮。"因此房事的安排只能"各随其气力"。并且进而指出："年二十，盛者日再施（泻精），羸者一日一施；年三十盛者可一日一施，劣者二日一施；四十盛者三日一施，虚者四日一施；五十盛者可五日一施，虚者十日一施；六十盛者十日一施，虚者廿日一施；七十岁盛者可三十日一施，虚者不泻"。

孙思邈则提出："人年二十者，四日一泄；三十者，八日一泄；四十者，十六日一泄；六十者，闭精勿泄，若体力犹壮，一月一泄。"两相比较，《玉房秘诀》所叙频率偏高，而孙氏所叙则偏低，可见孙氏是很注意节欲的，所以活了百余岁。

事实上这些房事频率都不可能成为绝对标准，身体强壮者可能超过，而身体羸弱者则根本不可能达到。至于老年人的性生活，亦应根据各自的具体条件来考虑。孙思邈说得很明白："凡人气力有强盛过人者，亦不可抑忍，久而不泄，致生痈疽……或曰：年未六十，当闭精守一为可尔否？曰：不然。"认为60岁左右的老年人，如能真正做到不思性欲，自然很好，然而此种情况是"万无一有"的。如果尚有性欲而强行抑制则非但无益于养生，反而会导致种种疾病。因此，老年人也可根据各自的体质条件安排适度的性生活，但不宜过度。

孙思邈曾目睹一位古稀老人，竟因肆意行房而丧命。

在唐代贞观年间，有位七十多岁的村民，突然春情大发，阳事暴兴，甚至白天也想与老妻同寝，每次"春事皆成"。老人向孙氏求教，问主何吉凶。孙氏回答说，这是不祥之兆，就像灯火将灭之时，突然大亮一下，亮后很快就会熄灭。并且劝诫那位老人，赶快禁绝房事，老人不听，仍然恣意行房，结果仅仅40多天就一命呜呼了。孙氏指出，像这样的老人，不止一个两个，特举一例，叫人们引以为戒。

在醉酒昏沉、精疲力竭、忧愁恼怒等情绪下，在患病、大病初愈及女子月经期间，乃至在严寒酷暑或惊雷霹雳之时，均应禁止行房，否则后果严重。在醉酒的情况下行房，不但严重摧残自己的身体，而且影响优生优育。

《玉房秘诀》说："新饮酒饱食，谷气未行，以合阴阳，腹中彭亨，小便白浊，以是生子，子必癫狂。"又说："大醉之子必痴狂。"醉酒者精子被酒精杀伤，如果此时交合成孕，胎儿必定受到损伤，虽不一定都成为"癫狂"或"痴狂"，但体质和智力受到损害是必然的，甚至产生白痴或头大身小等畸形儿。晋代大诗人陶渊明嗜酒，他的诗篇有酒，本人也几乎天天醉酒，结果所生五个儿子皆智能低下。

陶氏在《责子诗》中写道："白发被两鬓，肌肤不复实。虽有五男儿，总不好纸笔。阿舒已二八，懒惰故无匹。阿宣行志学，而不爱文术。雍、端年十三，不识六与七。通子垂九龄，但觅梨与栗。天运苟如此，且进杯中物。"雍、端当是一对双生子，即阿雍与阿端，他们已经13岁了，却分不清六与七两个数字孰大孰小，其智能之低下由此可见。陶渊明认为这是"天命"决定的，于是继续闷酒，"且进杯中物"，殊不知此种可悲的结局正是他酷嗜"杯中物"所造成的。

在大汗淋漓不止，身体劳累疲乏的情况下，亦应禁止行房，否则疲劳加房劳，将使身体加倍劳损，而且"劳倦之子必废伤"，对繁衍后代很不利。在忧愁恼怒的情况下，必须禁止行房；因忧愁恼怒使人精神内伤，而性生活是一种感情生活，在情绪不佳时行房，根本不可能得到快感，只会加重房劳损伤。在患病或大病初愈之时，一定要禁止行房，否则后果难测。据《三国志·华佗传》记载，督邮顿子献生病，华佗劝他禁绝房事。其妻子前来探望，因与交合，结果仅仅三天就殒了命。孙思邈亦曾目睹几个大病初愈的人因不禁房事而丧命。在女子月经来潮期间，应当严禁行房，否则就会严重损伤妇女健康，也是直接酿成各种妇科病的重要原因之一。

第五，古人提倡晚婚，反对早婚。《礼记·内则》曾经指出：

"男子……三十而有室，始理男事。"女子"十有五年而笄，二十而嫁，有故，二十三年而嫁"。意即男子要等到30岁才能娶妻，只有到了这个年龄才具备做父亲和教养子女的资格。女子15岁开始讲究发型，插上簪子，叫作"及笄"，要等到20岁才能出嫁，有特殊情况，应等到23岁再出嫁。

古人认为，早婚对身体健康非常有害。元代李鹏飞在《三元延寿参赞书》中明确指出："男破阳太早，则伤其精气，女破阴太早，则伤其血脉。"清代汪昂在《勿药元诠》中也说："交合太早，斫丧天元，乃夭之由。"认为结婚太早，未成年就过性生活，必然摧残身体，甚至可能短命夭折。早婚对生育也很不利，早在马王堆汉墓竹简《十问》中就指出："竣气不成，不能繁生。"认为性器官尚未发育成熟就过性生活，这对繁衍后代十分不利。近代学者梁启超曾写过一篇《禁早婚议》。他认为早婚有五大害处：一害养生，即影响健康；二害传种，即影响优生优育；三害养蒙，即影响对子女的教育；四害修学，也就是妨碍自身的学习与提高；五害国计，言早婚者在经济上不能独立，必然加重社会负担，给国计民生带来不利。他还认为要想提高国民的健康水平和改善人口素质，"其必自禁早婚始"。这些见解无论对房中养生或优生优育来说，均具极高之参考价值，很值得重视。

第十三章
时代与养生

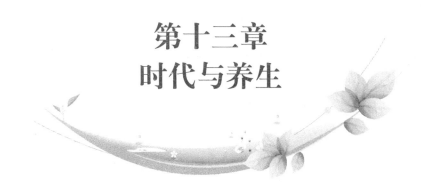

重视养生，延年益寿是我国从古至今关于健康的永恒话题。

养生绝非一日之功，绝不仅仅限于老年人，而是贯穿在一生一世之中。养生不能一成不变，不仅要循古承今，与时俱进，去粗取精，更要吸取当代科学研究的成果。养生既要采众之长，但又不能一味模仿强行苛求；个体有别，个性有别，个性有异，适合自己的就是正确的、恰当的。随着社会的发展，科技的进步，生活水平的提高，人们都渴望在人生旅途中，尽可能获得健康长寿。

不同的时代，由于饮食结构、环境因素、精神压力等多方面的差异，人们的养生理念有所差异。

旧石器时代人的饮食结构与狼相似：以肉食为主，不吃粮食，不喝牛奶，没有烹调，食物基本生吃。人类学发现，旧石器时代是人类身体最强健的时期，那时的先祖们体格比我们高大30%以上，大脑容量大10%以上。他们肌肉发达，身手敏捷，不肥胖，没有退化疾病。随着农业技术和烹调技术的出现，人类才开始吃粮食。和烹调一样，人类吃粮食的历史只有上万年，不到人类进化时间的1%。人体的免疫系统仍然视粮食为入侵者，会产生免疫抵抗。粮食的营养含量远不如肉食，消化吸收率则更低。此外，粮食中含有凝集素和植酸盐等反营养物质，会导致营养素流失。饮食人类学发现，人类自从食用粮食以后，身材变小，疾病增加，寿命缩短。我们的面颊比祖先缩小太多，以致我们的牙齿没有空间生长，横生侧长，产生所谓"智齿"。《黄帝内经》有类似的记载："上古之人，春秋皆度百岁，而动作不衰。今时之人，年半百而动作皆衰。"就拿牛奶来说，传统的观念认为，喝牛奶补钙，实际上并不是这样，世界卫生组织的统计资料表明，喝牛奶越多的国家或地区，乳腺癌、骨质疏松、糖尿病和过敏症发病率越高。

（一）时代与生病的关系

1. 时代与疾病的关系

随着时代的变迁，疾病谱也在发生变化。1950年到1990年，中国疾病谱发生了很大的变化，1950年以前中国死亡率和发病率排在第一位的，是营养不良，叫作营养缺乏症，第二个是各种急慢性传染病，第三个是炎症。到了1990年以后中国死亡率排在第一位的是癌症，第二个是心脑血管疾病，第三个是糖尿病，再一个就是意外伤害，交通发达了，所以意外死亡的人就多了，超过很多疾病，第五个就是精神压力造成的机体功能紊乱等疾病。我们来看看这个对比，短短的40年，疾病发生这么大的变化，最主要的诱因是什么？关键食物结构发生了变化，1950～1960年是因人们吃不饱，缺乏营养带来的疾病，1990年以后，人类的这些病是饮食习惯和生活方式造成的。

2. 时代与饮食的变化

现代社会经常提到"富贵病"，就是指吃出来的病，是营养过剩造成的，是因为我们吃了太多的脂肪、糖、盐。还有一个就是高蛋白质饮食，这些东西变成热量及脂肪，人体便开始肥胖。所以一定要调整饮食结构。现代社会，有太多的因素威胁饮食，排在第一位的叫不安全因素，如农药、化肥、工业三废、色素、防腐剂、甜味剂等，这是全世界比较普遍的。再者就是营养不均衡。

3. 时代与环境的变化

随着社会的进步，工业化进程加快，人口的增长，人类对原生态环境的破坏，严重影响了现代社会的环境，对人类身体健康造成了威胁。现代社会的环境问题已成为威胁健康的因素之一。当今社会的废水、废气、废渣、环境噪音、全球性大气污染、水污染、城市生活的污染、医疗垃圾、生态环境的破坏等是目前的主要问题，正是上述这些问题影响着人类的身心健康。

4. 时代与精神压力的变化

从疾病发展史来看，人类已经从"躯体疾病时代"进入了"精神病时代"。精神病是心理疾病中最严重的一种。如今随着生活节奏的加快，社会竞争的加剧，会遇到许多难以预料和难以应付的事。许多人天天都生活在紧张之中，好像自己是一个蹩脚的走钢丝的演员，怕走空了摔下去，怕喝倒彩丢面子，怕演砸了丢饭碗。思前想后，终日忐忑不安，情志不畅。《黄帝内经》说：许多疾病都是由于气机失调引起的。暴怒则气上逆，大喜则气舒缓，悲哀则气消沉，恐惧则气下陷，遇寒则气收敛，受热则气外泄，突然受惊则气紊乱，过劳则气耗散，思虑则气郁结。

（二）时代与养生法

对于现代社会的种种变化，我们在追求生活品质的同时必须把养生提到重要的位置。因此，现代的养生需要符合现代社会的实际情况。

1. 十二时辰养生法

《黄帝内经》中说："故阳气者，一日而主外，平旦人气生，日中而阳气隆，日西而阳气已虚，气门乃闭。"意思是说在一天之中阳气的盛衰是不同的，早晨阳气生，中午阳气盛，晚上阳气虚。因此，在早晨阳气升起的时候，人们起床活动，以助阳气的升发；日暮阳气收藏的时候，就应及时休息安睡，以利阳气蓄积。如果违反阳气运行的规律而任意作息，身体就会衰败。其核心是什么呢？就是太阳的节律，所以十二时辰中医养生法，就是按照太阳运转的节律来进行养生。

子时：夜里23点至次日凌晨1点

这个时间段应该是一天当中最黑暗的时候，阳气开始升发。《黄帝内经》里有一句话叫作"凡十一脏皆取于胆"。也就是中医里说的"子时，胆经当令"。意思就是说，另外那十一个脏器都取决于胆，取决于胆气的升发，如果胆气能升发起来，人体状态就会很好。子时经脉运行到胆。如果因熬夜而错过了这个时间的睡眠，胆就得不到充分的休息，所以，常常熬夜的人就会出现皮肤粗糙、黑斑、面色发黄、胆结石等健康问题。此时需要对阳气进行保护。睡觉就是最好的保护方法。具体调畅胆气的方法有：在胆经旺盛的时辰好好睡眠，睡好觉，愉悦心情，舒畅意志，有针对性地补益胆气，祛除胆腑的痰热、痰湿等。

丑时：凌晨1点到3点

这个时候是肝经当令的时间。肝主升发，经过子时，丑时的阳气开始升发起来。肝之功能就是在这个时候开始运行的，所以半夜里，大家千万别去酗酒，也不要再沉迷于未完成的工作了。人们的身体就像机器一样，也需要定时的休息和维护。所以，当养肝的时候，就应该准时去睡觉，让肝正常地去工作。如果不遵循这个自然规律，不给身体喘息的机会，就容易生病。

寅时：凌晨3点到5点

此时肺经当令。正常来说，3点到5点应该是人们深度睡眠的时间。但经常熬夜的人就会发现，一般熬过一两点，到三四点钟时最难熬。为什么三四点是最难熬的时段呢？因为这个时候为肃降之气运行的阶段，要是再熬，对人体的伤害更大。从3点到5点这个时候开始，人体的气血开始重新分配，心需要多少，肾需要多少，这种气血的分配是由肺经来完成的。这种重新分配的过程，一定要在深度睡眠当中来完成，如果这个时候醒来，就说明气血量不足了。寅时，人们身体各部位都开始由静转动，各部分对血、气的需求量都开始增加，这个时候，气血统注于肺经。肺主肃降。一旦"宣发""肃降"失职，就会造成严重的后果。身体对气血需求量的增加，相应地就会加重心脏的负担，这就是许多心脏病患者死于凌晨三四点的原因。

卯时：早晨5点到7点

这个时候是大肠经当令。大肠经气开始旺盛，此时是饮水的最佳时机，大肠一鼓动，再加上早上一杯水的帮助，大便就下来了。要是有便秘习惯的，起床后喝上一杯清水，效果会更加明显。所以，如果你在卯时没有上厕所的习惯，往后也应该慢慢养成这种习惯。

辰时：早晨7点到9点

这时胃经当令，且天地阳气最旺，进食最容易消化，故辰时是一个适宜吃饭的时间，有朋友说为了减肥就不吃早餐，绝对是一个谬论。此时胃的力量最大，打磨食物的能力最强，到9点以后，是脾经值班的时间。脾经负责把食物变成精血，然后输送到人的五脏，故早饭吃得再多也不会发胖。

巳时：上午9点到11点

这时脾经当令。脾是主运化的，刚刚吃过的早饭，下一个程序就该轮到消化和吸收了，脾就是负责这个环节。有了充足的营养，所以这个时候，是大脑最具活力的时候，因此，巳时也被人们称为工作学习的第一个黄金时间。

午时：中午11点到13点

此时心经当令。午时阳气最盛，吃完午饭稍事休息继续工作，这个时候也出效率。如果你属于阳虚体质，在这个时间段饱饱地睡上一觉，是最养阳气的。如果是正常人，在午时小睡半小时，也有利于养心。不过，睡午觉还有一点需要注意。最好是平躺着睡，这样可以让大脑和肝脏得到血液，有利于大脑养护。

未时：下午13点至15点

此时属小肠经值班。这个时段，吃过的午餐由值班的小肠负责吸收。《黄帝内经》中认为小肠经是"受盛之官，化物出焉"。这说的就是小肠等消化器官主吸收。因此，距离小肠经当令的未时最近的这顿中午饭，就显得尤为重要了。午饭一定要吃好，不见得多，但是营养价值要高且丰富，要易于被人体吸收。当食物里的营养被吸收，并输送到血液，这个时候血液的浓度会突然加大很多，所以，这时可以喝一杯水来稀释浓度不断增加的血液，这样能很好地保护血管。

申时：下午15点到17点

此时膀胱经当令。到了下午三点，很多人精神又来了。因小肠已把午饭中的营养输送到了大脑，所以，这时候大脑的精力很好，大家如果抓紧时间工作的话，这个时间段的工作效率会非常好。但如在这个时间段你还感觉犯困或头晕脑涨的话，那就有可能是膀胱经出现了问题。

酉时：17点到19点

这时肾经当令。一说到肾，很多人就伸长了耳朵，睁大了眼睛。为什么我们会这么关注肾呢?肾主藏精，为"先天之本"。所谓的"先天"就是指肾所藏的精，主要作用是促进人体生长发育。如果后天肾精不足会导致全身营养失调，体弱多病。所以，在平时要多注意补肾。

戌时：晚上19点到21点

这时心包经当今。这个时段是人们一天当中的第三个黄金段，这个时间可以学习，可以散步，可以锻炼身体。但当心包经值班时间快结束时，散步回来以后，需要再喝杯淡茶水或是水，补充阴液，并让血管保持通畅。

亥时：晚上的21点到23点

此时是三焦经值班。这时候应该休息，准备睡觉或是夫妻融洽等，这都是最佳时间。到十点半就一定要上床睡觉了。

2. 饮食养生法

"民以食为天"，人的生命活动、生活质量与饮食息息相关。然而病从口入，饮食不当又能够引起许多疾病。所以，合理的饮食是养生的重要内容。

①饮食的多样性：人是杂食动物，功能复杂精细，所需营养物质也较为广泛。"五谷为养，五菜为充，五畜为益，五果为助"这四大类食物分别提供了人体所需要的碳水化合物、脂肪、蛋白质、矿物质、维生素、纤维素等营养物质，以满足人体各种功能活动的需要。所以，饮食的多样性是人类生活之必需，也是养生的重要内容。

②饮食的规律性：人与自然息息相关，人体脏腑器官的功能活动也随着昼夜时辰的阴阳消长，处于不断调整变化之中，这就是生物钟。所以定时进餐对人类来讲是非常重要的。消化系统许多疾病的发生均与不规律的进餐密切相关。在这里要特别强调早餐的重要性，不进早餐是很不好的生活习惯。

③饮食要适量：过少、过多或偏食对人都是有害的。饮食过少，则气血生化乏源可导致营养不良、贫血等病症。贫困者食不果腹、厌食症不思饮食、节食减肥方法不当等均可导致不良后果。饮食过多对人体的伤害更是显而易见，"饮食自倍，肠胃乃伤。"现代医学研究

证实肝胆、胃肠、心脑血管等系统的许多疾病，以及糖尿病等都与饮食过多相关。偏食会导致营养物质的不均衡，出现某些营养物质过剩，而另一些营养物质不足的状况，毫无疑问，这对人体的健康是不利的。

④五味不可偏：五味即酸苦甘辛咸，分别入五脏。"故心欲苦，肺欲辛，肝欲酸，脾欲甘，肾欲咸，此五味之所合五脏之气也。"《黄帝内经》很多篇章都在强调五味偏嗜带来的身体伤害症状。如过食咸味，将使血脉凝涩，颜面色泽发生变化；过食苦味，则皮肤干燥枯槁，毛发脱落；过食辛味，使筋脉劲急而爪甲枯干；过食酸味，则粗厚的肌肉皱缩而口唇掀揭；过食甘味，使骨骼疼痛而头发脱落。

⑤因人施食：饮食必须根据个人的体质、年龄、性别等不同特点而选择适合的养生食物。小儿生长发育迅速，必须保证充足的营养供应，多食富含蛋白质、维生素、卵磷脂的食物，以利于大脑及各器官的发育。老人脾胃纳运之力不及，宜服清淡、温热、熟软的食物。如补益过剩，则易损伤胃肠、生痰致病。阳虚之人不宜多食生冷寒凉之品；阴虚之人不宜多食温燥辛辣之品。此外，还应结合不同地区的地理环境以及春夏秋冬四季的气候特点，选用适宜的食物。

⑥保健品的应用：目前部分人群在盲目追求保健品。世上没有长生不老的药品和食品。没有任何保健品能够适合所有的人群，寒热温凉、补泻通利、排毒调养各有所宜。人们应该根据自己的体质状态慎重选购，切莫轻信过分夸大的广告宣传，盲目服用，耗费钱财，损害健康。

3.精神养生法

所谓精神，主要是指人的思想意识、思维、情绪、感知等心理过程，是大脑的产物，它能动地反映物质，也能动地反作用于物质。《灵枢·天年》说："血气已和，营卫已通，五脏已成，神气舍心，魂魄毕具，乃成为人。"换句话也就是说，健康生命所具备的一切功能活动，都是精神作用的结果，是精神的象征。精神养生是人体健康的一个重要环节，人的精神状态与疾病有密切关系，强烈的精神刺激不仅是造成精神疾病的直接原因，而且也会影响内脏的气机功能与气血运行，引起多种疾病。

①恬淡虚无法：《黄帝内经》提出了"恬淡虚无"的精神养生法，"恬淡虚无"，意思是保持知足常乐、安静而无杂念的心理状态，具体要求是："美其食，任其服，乐其俗，高下不相慕。"即生活简朴，思想纯正，少私寡欲，不追求吃穿，对社会上的风俗习惯乐于相处，不论地位高低，一视同仁，无所妄求，安于淡泊。

②乐观开朗法：乐观情绪是调养精神、排除不良情绪因素、增进健康、防止衰老的最好精神安慰剂。正如《素问·举痛论》所说："喜则气和志达，营卫通利。"乐观情绪能使气血流畅，滋养神气，使神志和调，胸怀舒畅，保持精神内守状态，抛弃杂念，避免消极悲观情绪。乐观情绪还能使人体的生理活动正常进行，并纠正各种生理失调状态，增加对患者的药物疗效，促进疾病的康复。

③"多行善事"，是指多为他人做一些好事，从中体验到幸福感和满足感。善事，古人称"积德行善"，现在称"助人为乐"，就是大家根据自己的能力贡献出爱心，帮助那些需要帮助的人。行善事者从助人行善中体验出自身价值和快乐。

精神养生是多方面的，可以说是一种文化，也可以说是一种习惯，只要我们持之以恒，就能达到"开心才见胆，破腹任人钻，腹中天地阔，常有渡人船"的境界。